健康ライブラリー　イラスト版

# APD（聴覚情報処理障害）がわかる本
## 聞きとる力の高め方

国際医療福祉大学
成田保健医療学部言語聴覚学科教授
小渕千絵 監修

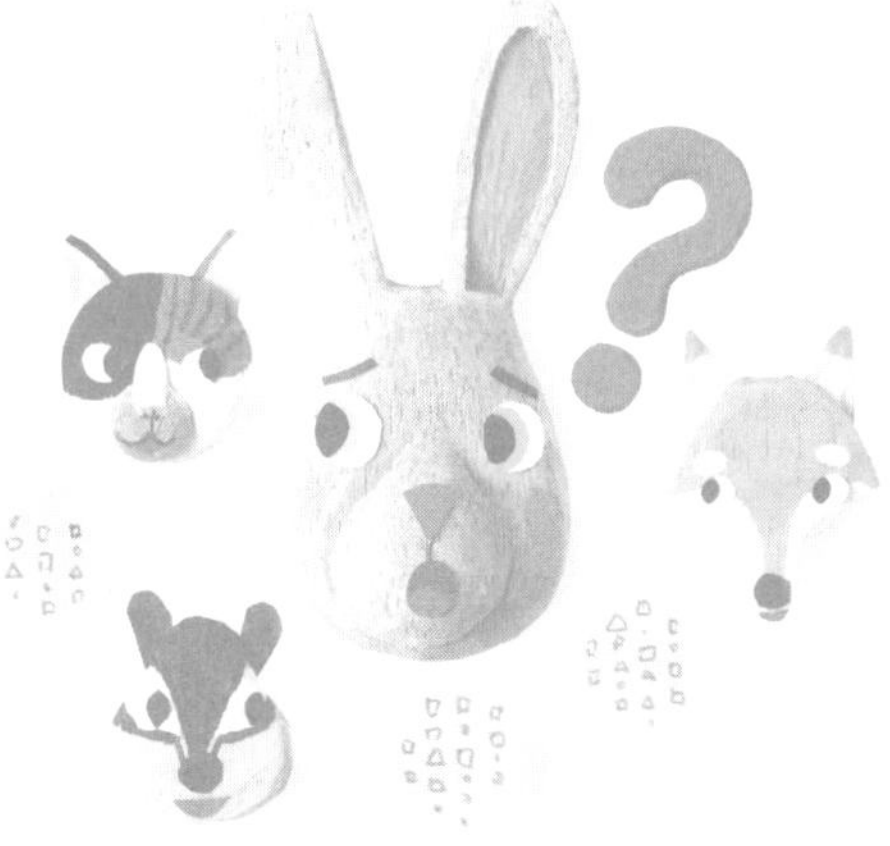



講談社

# まえがき

音としては聞こえているのに、言葉として聞きとることが難しい、そんな症状をかかえて困っている方がいらっしゃいます。「聴覚情報処理障害（ＡＰＤ）」あるいは「ききとり困難（ＬｉＤ）」といわれ、日本では最近になってから認知されるようになりました。

私がこの症状の存在を知ったのは、約二〇年も前のことです。その当時読んでいた本の一冊に、この領域を牽引されていたBellis先生が書かれた「When the brain can't hear（脳が聞こえないとき）」（Atria Books, 2002年出版）というとても不思議なタイトルの本がありました。脳の障害を原因とする聞きとりにくさを研究し始めていた私にとって、衝撃を受けるような内容でした。その後症状の実態を把握するため、当時のＳＮＳを使ってこの症状にあてはまる方にお会いし、お話を伺うようになりました。どの方も学校や社会生活でとても苦しい経験をされており、私にできることはないかと考えるようになりました。

今ではインターネットを通じて、この症状をもつ当事者の方が予想以上にいらっしゃることがわかり、またピアサポートによって助け合うことのできる当事者会もできました。多くの方に伺うなかで、その聞きとりにくさをまわりの方々に理解してもらうと、症状をかかえながらでも生活しやすくなることを感じました。理解を深めるためには、この症状の特徴や支援方法を簡単に紹介できる本が必要と考えました。そこで本書では、聞きとりにくさの原因や支援方法を中心に、現段階でわかっていることをイラスト等でわかりやすく示してあります。

一方で、この症状は研究途上であることから、症状のとらえ方や評価方法も変わっていく可能性があります。そのような段階であることをご理解いただき、今後の研究の発展を見守っていただけると幸いです。

当事者ご自身の症状理解のため、そしてまわりで支えてくださる多くの方の理解のために、本書が役立つことを心から祈っております。

国際医療福祉大学成田保健医療学部言語聴覚学科教授
小渕 千絵

# APD（聴覚情報処理障害）がわかる本 聞きとる力の高め方

## もくじ



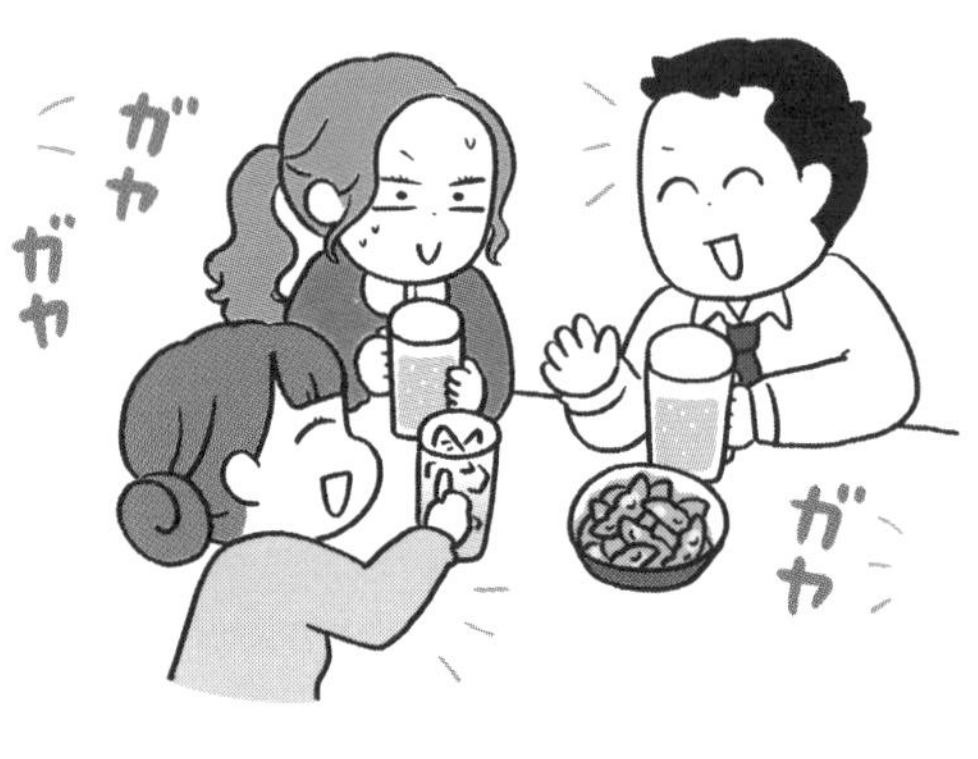

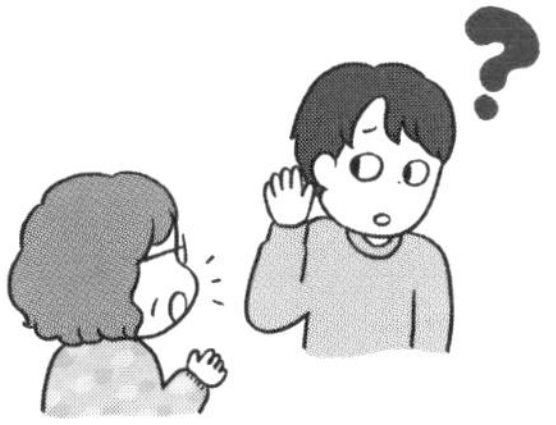

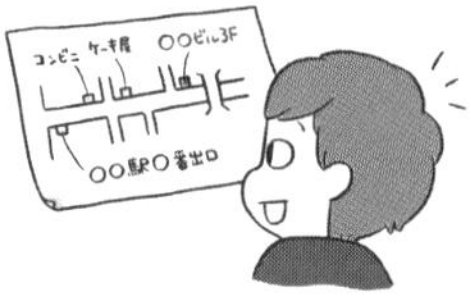
コンビニ
ケーキ屋
○○ビル3F
○○駅○番出口

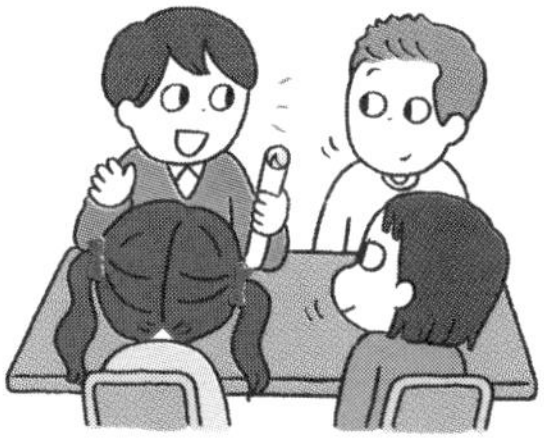



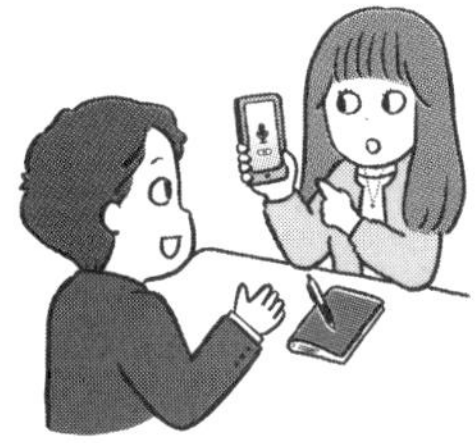

説明書（一般用）

# APD（聴覚情報処理障害）についてのお知らせとお願い

（名前）　　　　　　にはAPDといわれる症状があります。

そのことで、みなさんに知っていただきたいことと、お願いがあります。

## APDとは?

聞こえるけれど、聞きとりにくい——こうした症状を示す障害。日本語では「聴覚情報処理障害」といいます（APD＝Auditory Processing Disorderの略）。

- 音や声は聞こえます。しかし、聞こえてきた音声を、言葉として聞きとるのが苦手です。
- 聴力検査で異常は見つからないので、長らく認知されてきませんでした。しかし、近年その実態の解明が進み、こうした症状のある人は意外に多いことがわかってきています。

### こんな症状があります

- □ うるさいところで聞きとれない
- □ 早口や小さな声は聞きとれない
- □ 聞き返しや聞き誤りが多い
- □ 話が長くなると、話の内容がわからなくなる
- □ 文字や画像、話し手の口元や表情などの視覚情報がないと、話を理解しにくい
- □ 言われただけの指示や情報は忘れやすい
- □ その他（　　　　　　　　　　　　　）

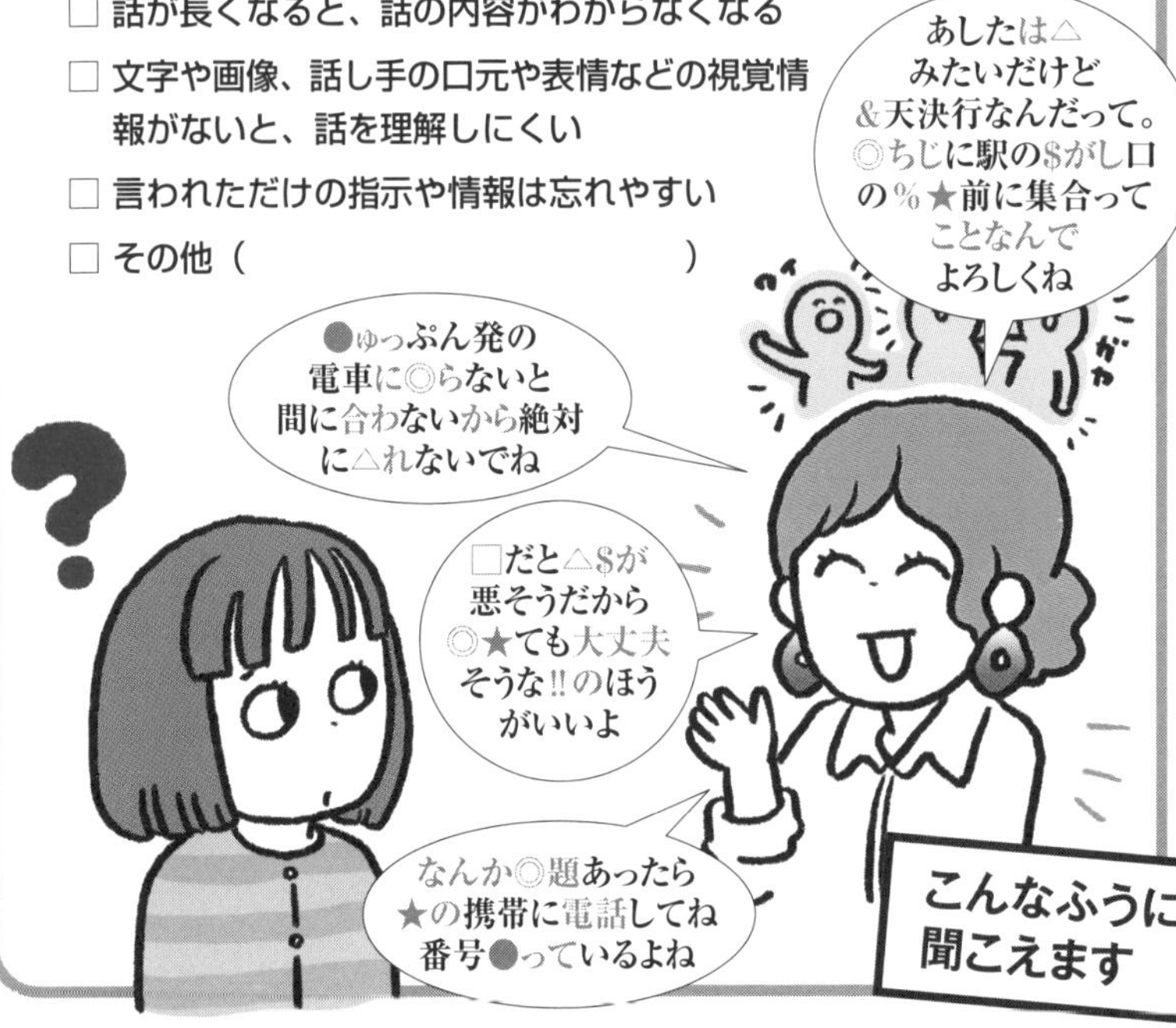
あしたは△みたいだけど&天決行なんだって。◎ちじに駅の$がし口の%★前に集合ってことなんでよろしくね
●ゅっぷん発の電車に◎らないと間に合わないから絶対に△れないでね
□だと△$が悪そうだから◎★ても大丈夫そうな!!のほうがいいよ
なんか◎題あったら★の携帯に電話してね番号●っているよね

こんなふうに聞こえます

すみません、
ちょっとよく聞き
とれなくて……

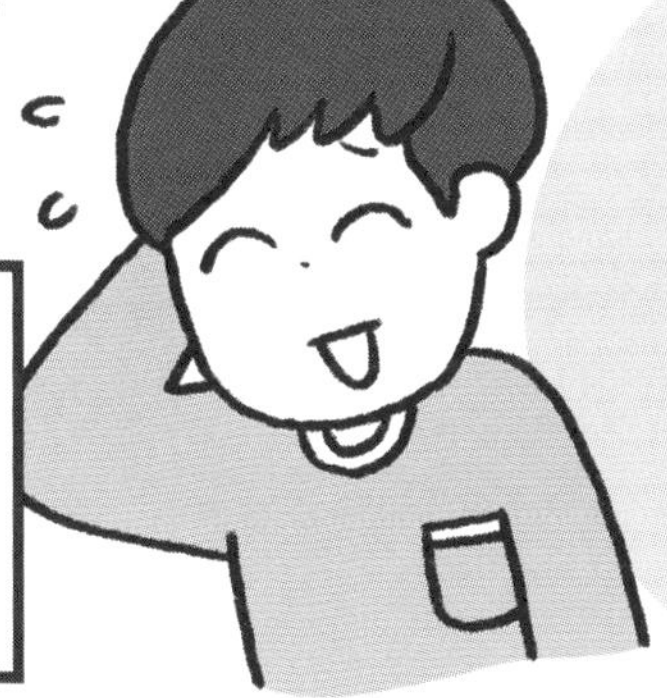

「人の話を聞いていない」「聞いていないフリをする」などと思うかもしれませんが、決してわざとではありません！

## どうして、聞きとりにくいの？

- 耳から入ってきた音声情報を、脳が処理して「言葉」として理解する過程で、なんらかの問題が生じていると考えられています。
- 脳の働き方の特性や、声を聞きとるときのまわりの環境などが影響するといわれます。
- 多くは生まれつきのものですが、脳の損傷、心理的な要因が影響することもあります。

**だから、お願いがあります。**

- □ 話しかけるときは、まず名前を呼んで、「あなたに話している」とわかるようにしてください
- □ 重要な話は、騒がしいところではなく、静かなところでお話しください
- □ はっきり、大きめの声で、できればマスクを外して、口元が見えるようにしてお話しください
- □ 話が複雑で長くなりそうなときは、要点を文字などでお示しください
- □ 聞きとりを助けるための道具
（　　　　　　　　　　　　　　　　）の使用をお認めください
- □ その他（　　　　　　　　　　　　　　　　　　　）

聞きとりやすく
なります！

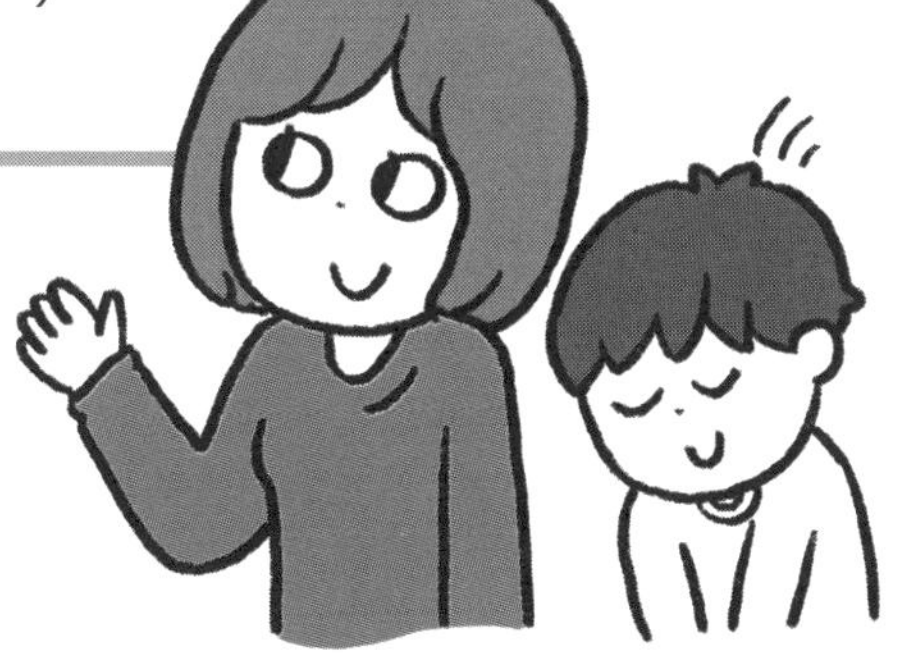

**みなさんのご理解、ご協力で、APDの症状は大きく改善します。どうぞ、よろしくお願いいたします。**

# APDについてのよくある疑問

APD（聴覚情報処理障害）については研究の途上にあるので、みなさんが「知らない」のも当然です。よくある疑問に、簡単にお答えします。

### 初めて聞きました。そんな障害、本当にあるのですか？

➡「聞こえるけれど、聞きとりにくくて困っている」という症状に悩まされている人は多くいます。ただし、それを「障害」としてとらえるようになったのは最近のことです。

### 「難聴」の一種なの？

➡違います。音や声は聞こえているので、難聴ではありません。APDは、聞こえた音声を「言葉」として認識しにくい状態を指します。

### 言葉そのものがわからないの？

➡知的な発達の遅れや認知症などの影響で言葉が理解できない状態とは違います。APDでは、雑音があるところなどで「聞きとりが悪い」だけなのです。

### 生まれつきなの？

➡多くはそうです。しかし、脳損傷や、心理的な問題で聞きとりが難しくなる場合もあります。

### 治せるの？

➡「APDがある」といっても原因はさまざまです。場合によっては、聞きとる力をある程度伸ばせます。しかし、どのくらい聞きとる力をつけられるかは、一概にはいえません。

聞きとりにくさは、環境や周囲の人の対応によって大きく変化します。
ご理解、ご協力のほど、よろしくお願いいたします。

〔小渕千絵監修『APD（聴覚情報処理障害）がわかる本——聞きとる力の高め方』（講談社）〕

# 第1章

# もしかしたらAPD?
# ——症状に気づく

相手の声は聞こえるけれど、なにを言っているか聞きとりにくい。
しかし、聴力検査では異常が認められない——
その症状、もしかしたら
「APD(聴覚情報処理障害)」かもしれません。

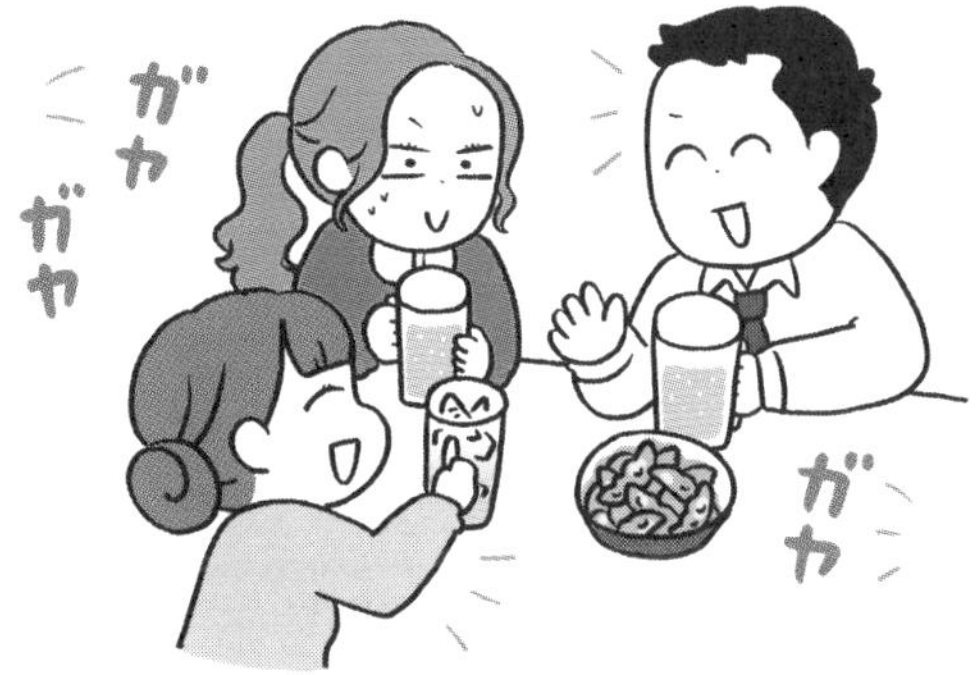

子どものケース／症状例

# うちの子、絶対APDだと思うのだけど……

子どもの場合、「聞きとりにくさ」がAPDの現れなのか、それともほかに原因があるのか、すぐには判断できません。一方で、周囲が見過ごしている場合もあります。

**1**

うちの子は話の途中での聞き返しが多く、話が通じていないように感じられることがあります。赤ちゃんのときに受けた耳の検査（新生児聴覚スクリーニング検査→P37）で異常はなく、乳幼児健診でもとくに問題は指摘されていないのですが……。

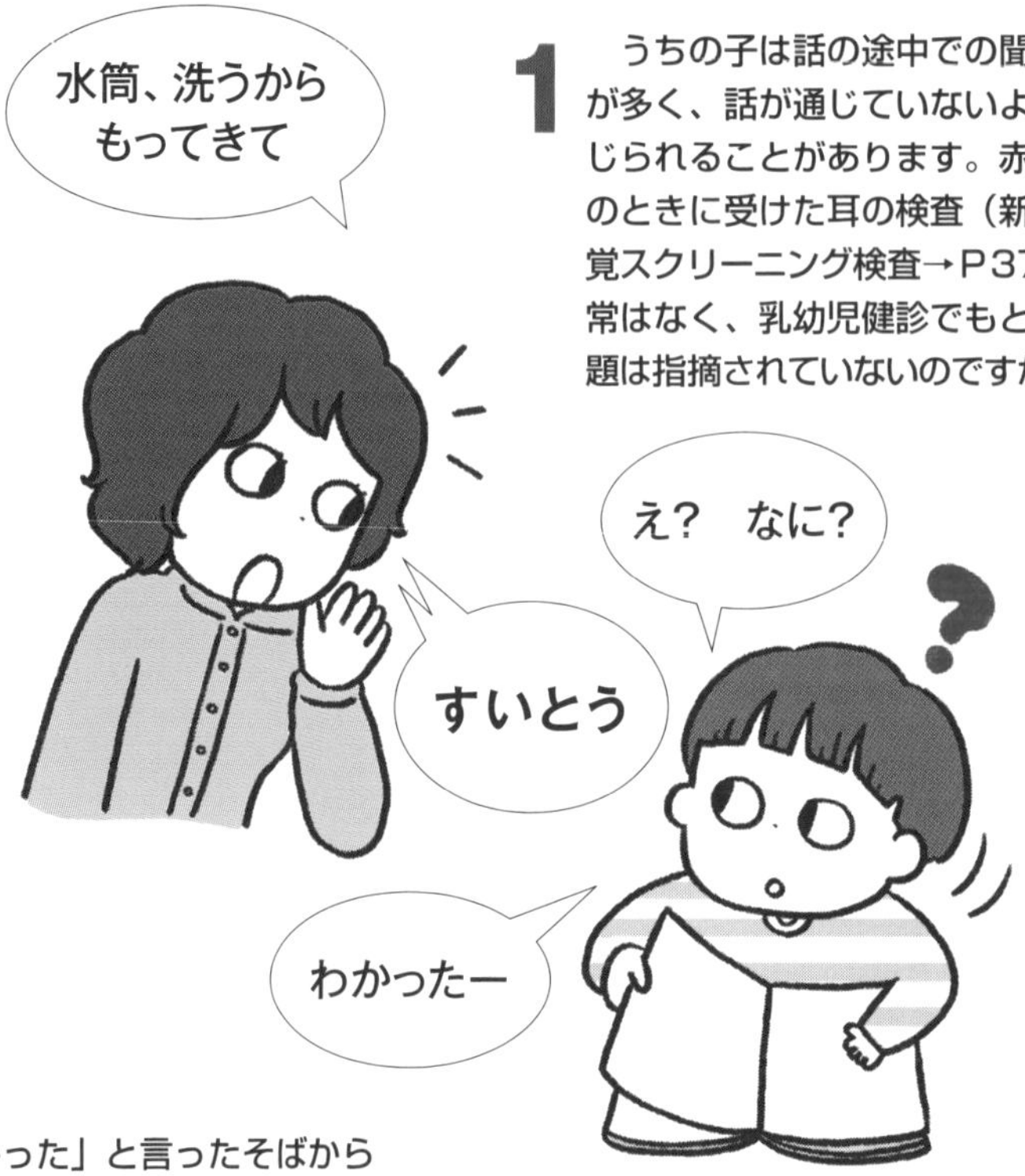

水筒、洗うから
もってきて
え？　なに？
すいとう
わかったー


**2**

「わかった」と言ったそばから忘れていることも多いし、私は気になっているのですが、夫は「まだ小さいのだから。心配しすぎだ」と言っています。

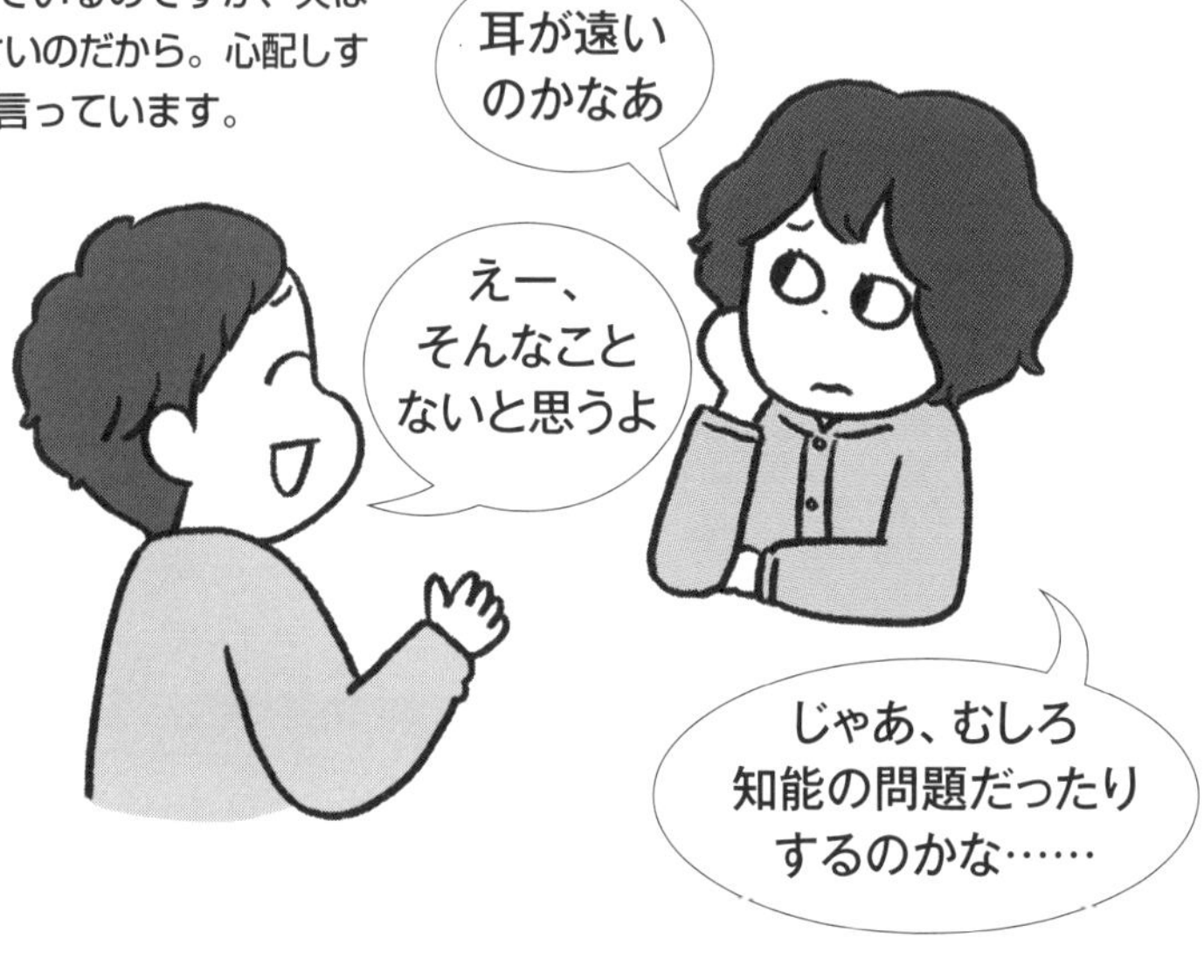

耳が遠いのかなあ
えー、そんなことないと思うよ
じゃあ、むしろ知能の問題だったりするのかな……

**3** 幼稚園の先生に園での様子を伺いました。「たしかに一斉に指示すると○○ちゃんには通じにくいが、1対1で伝えればちゃんとわかるので、とくに心配はいらないのでは」とのお話でした。

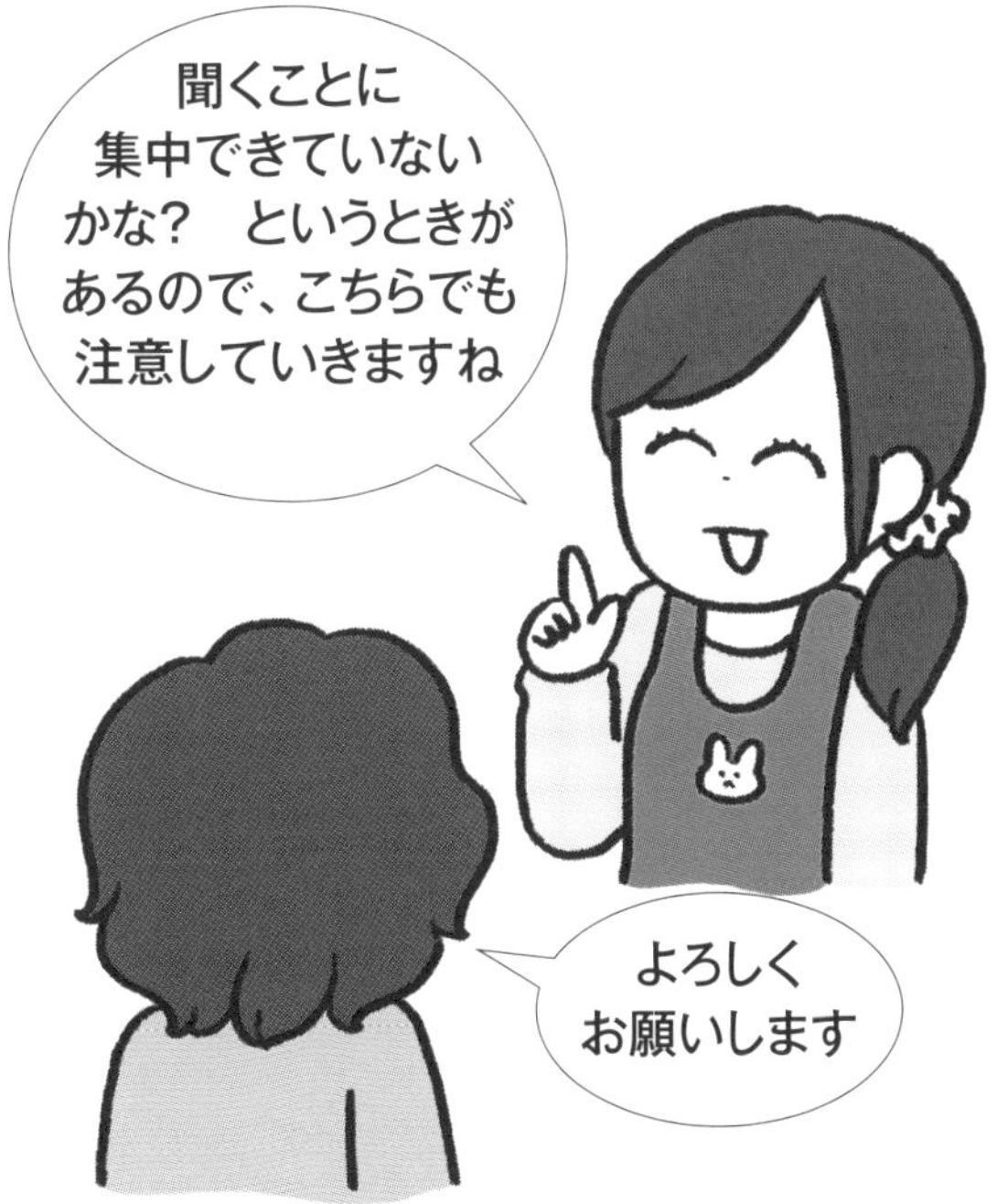
聞くことに集中できていないかな？　というときがあるので、こちらでも注意していきますね
よろしくお願いします

**4** 家庭以外の様子も聞くことができて安心したものの、話の通じにくさは相変わらずです。そんなとき、目にしたのが、「APD」についての記事でした。

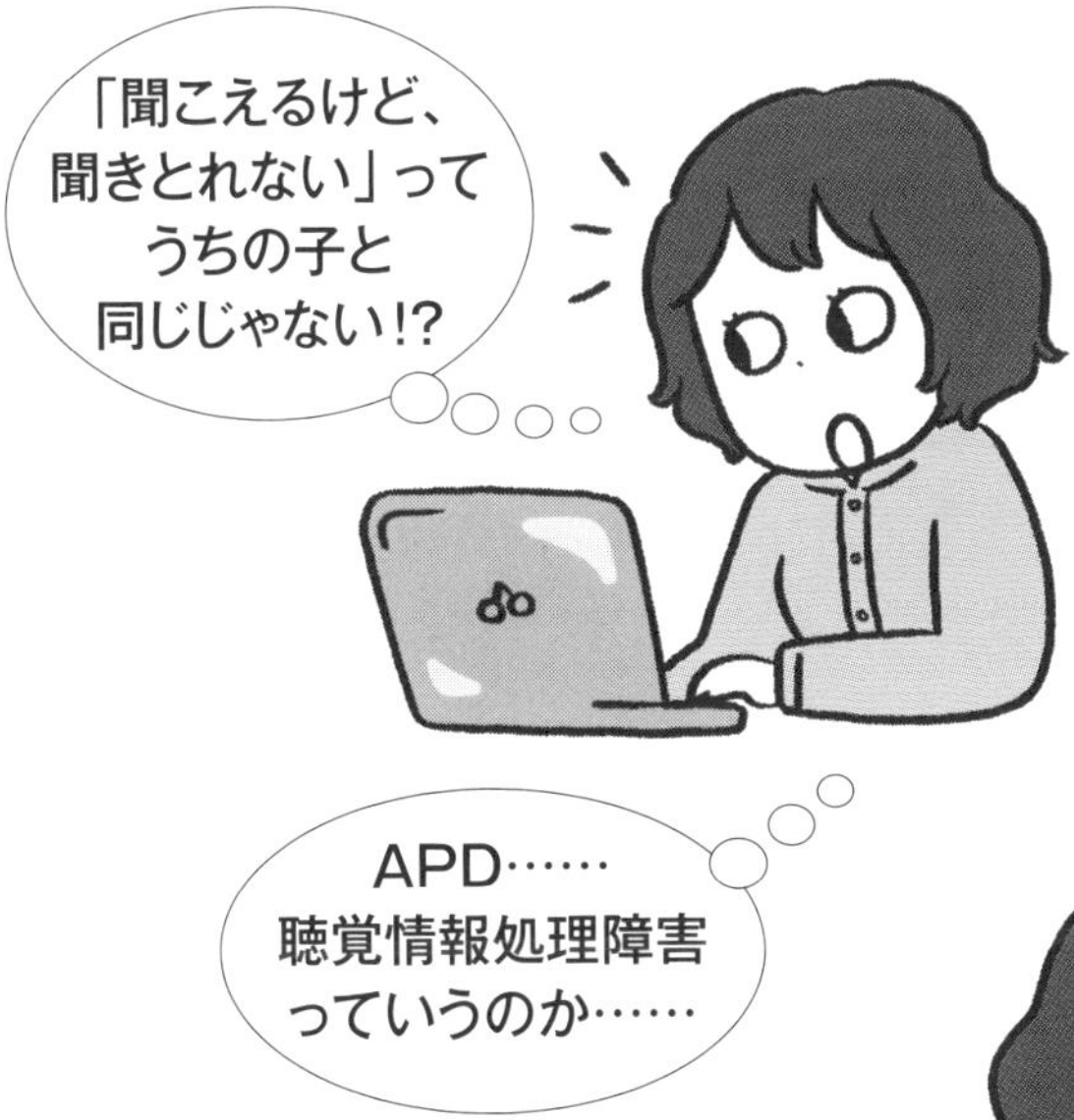
「聞こえるけど、聞きとれない」ってうちの子と同じじゃない!?
APD……聴覚情報処理障害っていうのか……

**5** 「うちの子、絶対APDだ！」と思っているのですが、小学校入学前の就学時健診では、聴力も発達もとくに問題になることはなく、このまま通常学級に進むことになりそうです。

このままでよいのか、親のほうが不安でいっぱいです（→続きはP60）。

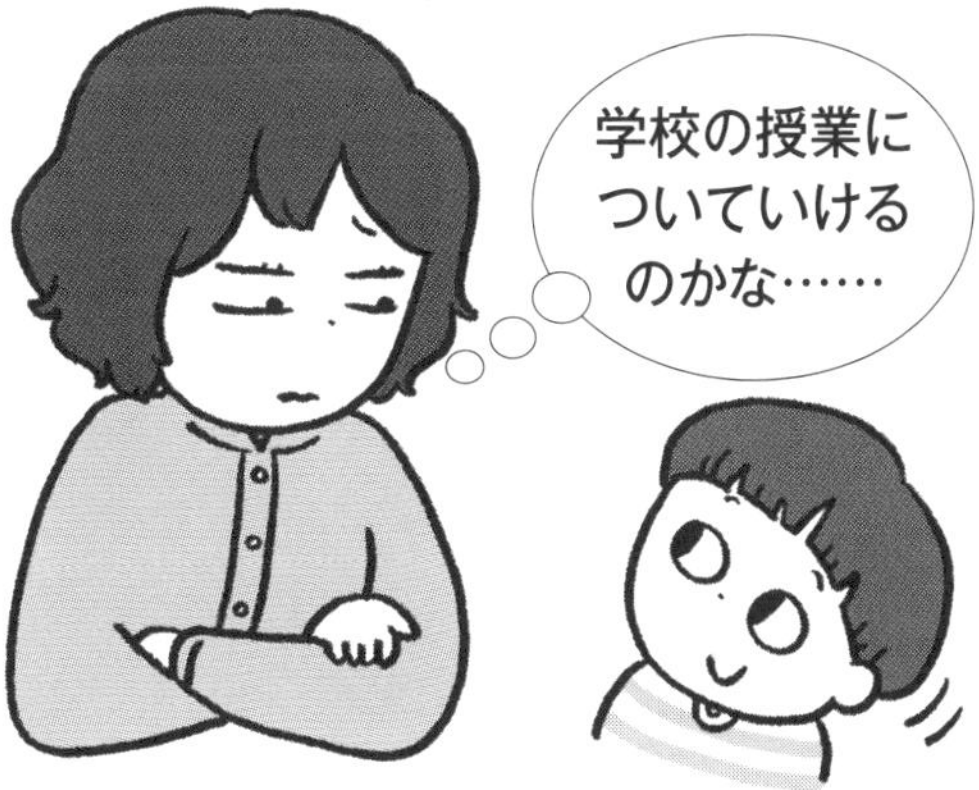
学校の授業についていけるのかな……

APDかどうかすぐに判断はできなくても、子どもの聞きとりにくさに対応していくことはできます。どのように対応を進めていけばよいか、学んでいきましょう！

**大人のケース／症状例**

# 働き始めて次々発覚！「聞きとりにくさ」の問題

大人になり、仕事をするようになって初めて「自分はＡＰＤかも？」と疑い始める人が多くみられます。聞きとりにくさは、社会生活を送るうえで大きな問題になることもあります。

**1**

私は、子どもの頃から「人の話を聞いていない」と叱られることがよくありました。ただ、友だちには、「天然系」などといわれ、聞き間違いの多さを面白がられていたので、開き直っている面もあったのですが……。

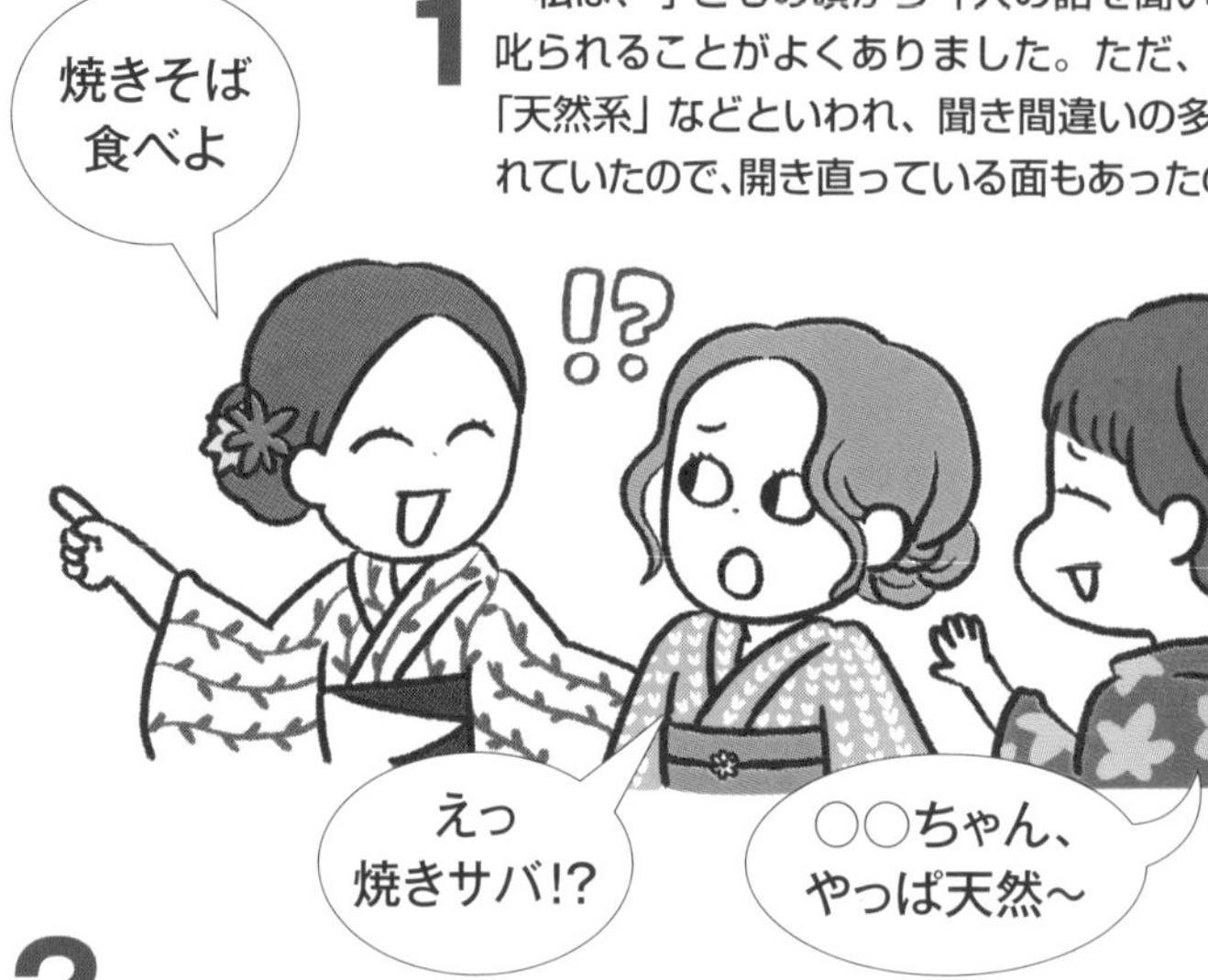
焼きそば食べよ
!?
えっ焼きサバ!?
○○ちゃん、やっぱ天然～

**2**

就職後、そんな開き直りが通じないことがわかりました。とくに困ったのは電話での応対です。相手の名前や用件を聞きとれず、何度も聞き返して機嫌を損ねてしまうことも。落ち込むとともに、電話が鳴るのがおそろしく感じられるようにもなってきました。

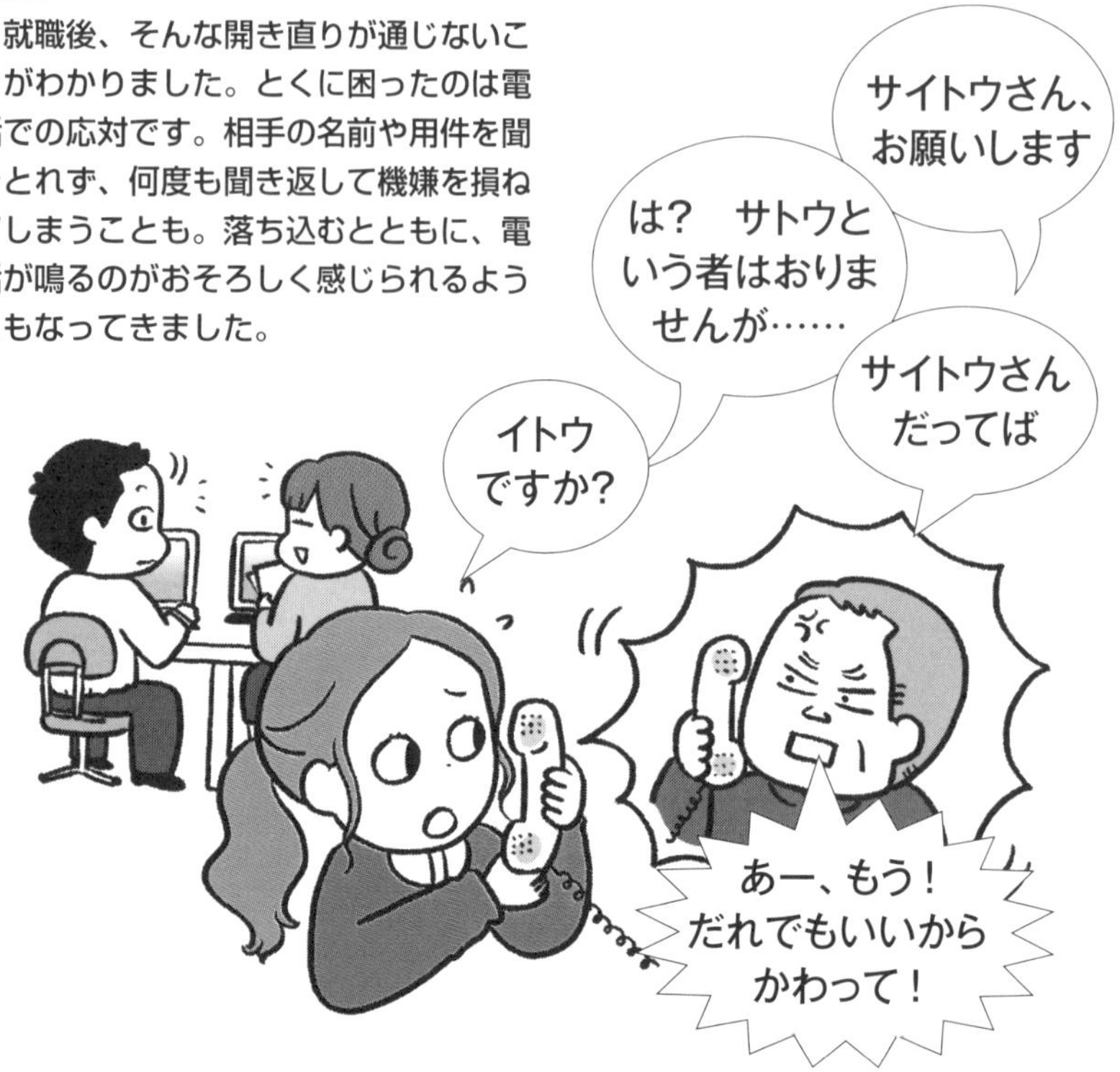
サイトウさん、お願いします
は？　サトウという者はおりませんが……
サイトウさんだってば
イトウですか?
あー、もう！だれでもいいからかわって！

## 3

落ち込んでいる私を飲みに誘ってくれる先輩や同僚もいますが、ガヤガヤした店内では、だれがなにを話しているやらさっぱりわからず、むしろストレスが募るばかりです。

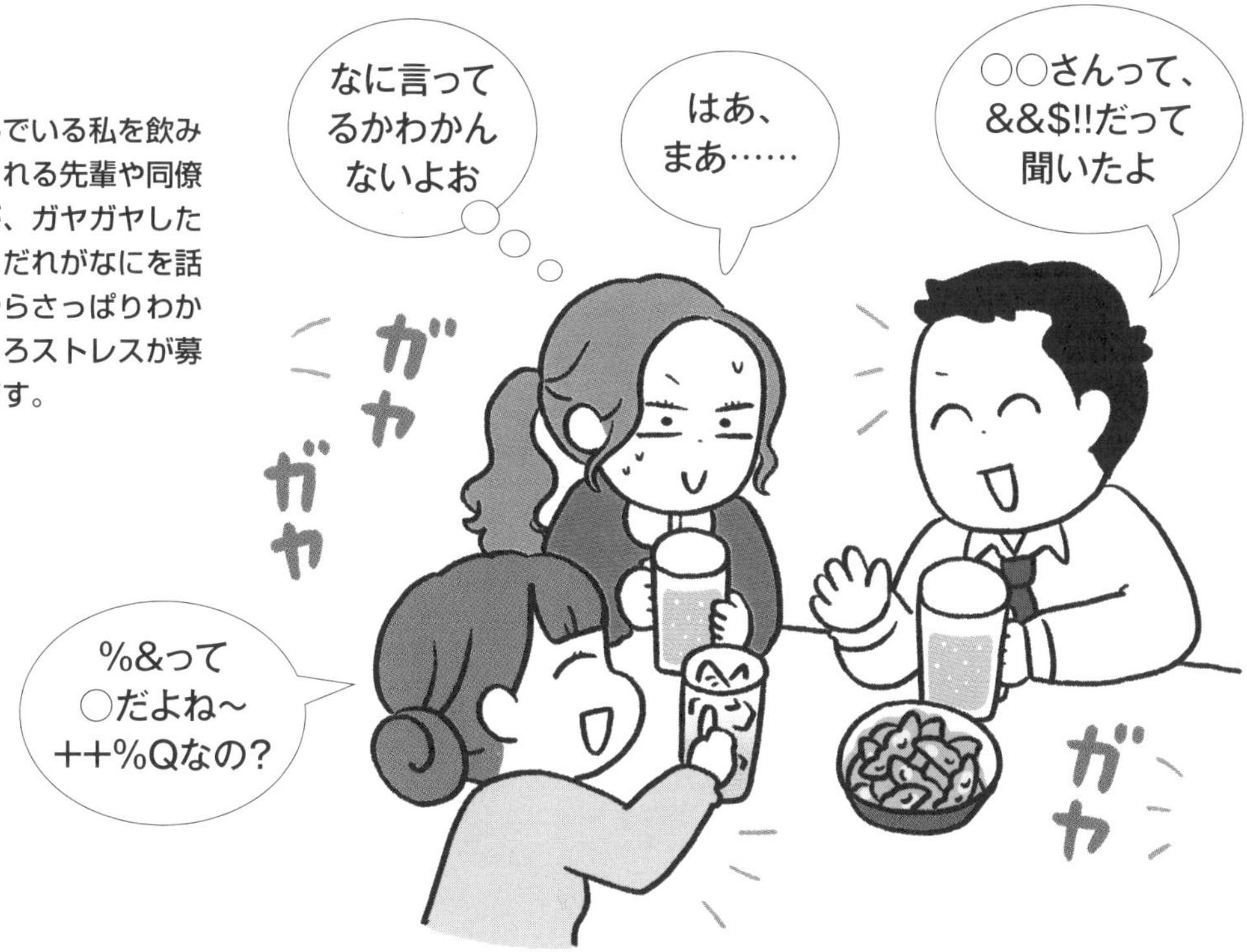
なに言ってるかわかんないよお
はあ、まあ……
○○さんって、&&$!!だって聞いたよ
ガヤ
ガヤ
%&って○だよね~++%Qなの?
ガヤ

## 4

会話は苦手な私ですが、文字のやりとりはまったく苦になりません。SNSが心の支えになっています。

そして、いつものように職場での失敗を愚痴っていたら、友だちが「○○ちゃんみたいな悩み、けっこうあるみたいだよ。APDっていうらしい」と教えてくれました。その情報を得て、私はAPDについて調べ始めたのです（→続きはP86）。

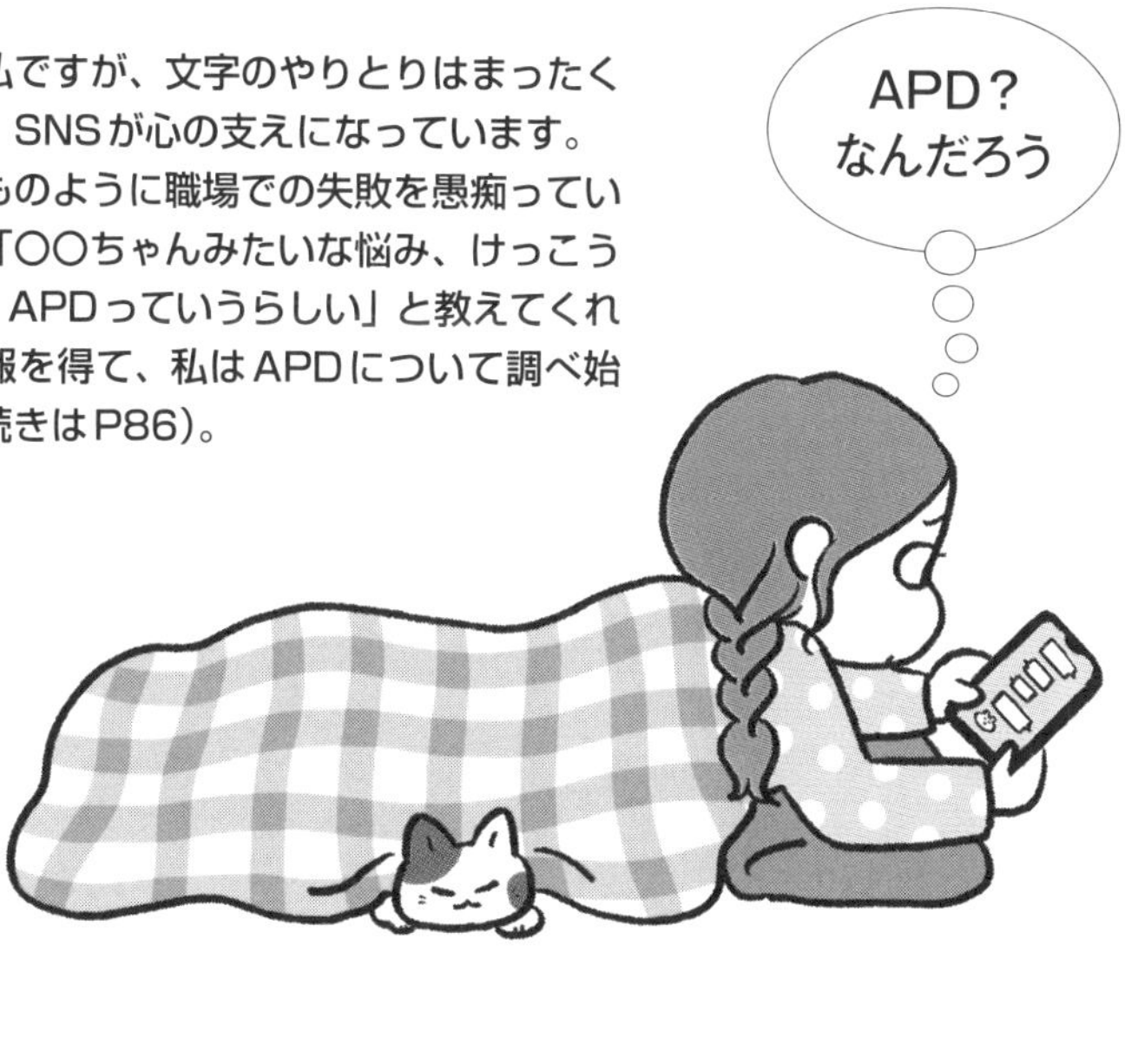
APD?なんだろう

「自分がおかしいだけ」とあきらめず、聞きとりにくさを解消するための方法を探していきましょう！

APDとは①

# 聞こえるが、聞きとりにくい状態がAPD

APD（聴覚情報処理障害）については海外での研究が先行しており、日本ではまだ知られていないのが現状です。けれど、「聞きとりにくい」という症状に困っている人は相当数いると考えられます。

## APDの2大特徴

APDとしてとらえられるのは、次の2点がみられる場合にかぎられます。

### 聴力検査では異常がみられない

一般的におこなわれている純音聴力検査（→P32）で異常はみられません。音を聞く力は十分に保たれています。

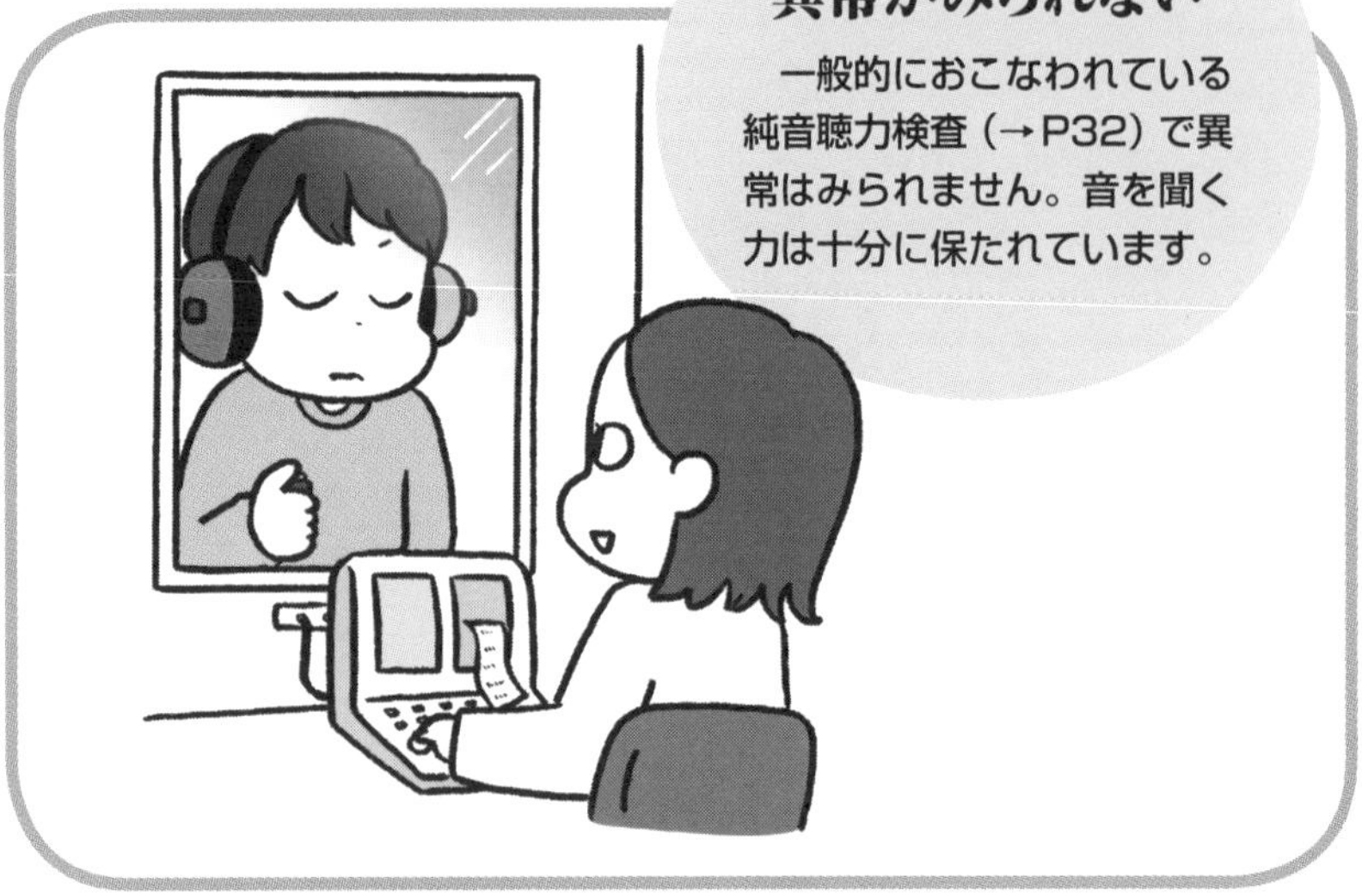

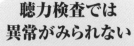

＋

### 雑音があるところなどで「言葉」を聞きとりにくい

静かなところで相手の話し声がはっきりしていれば聞きとれますが、声が不明瞭だったり、雑音があったりすると言葉を聞きとるのが困難です。

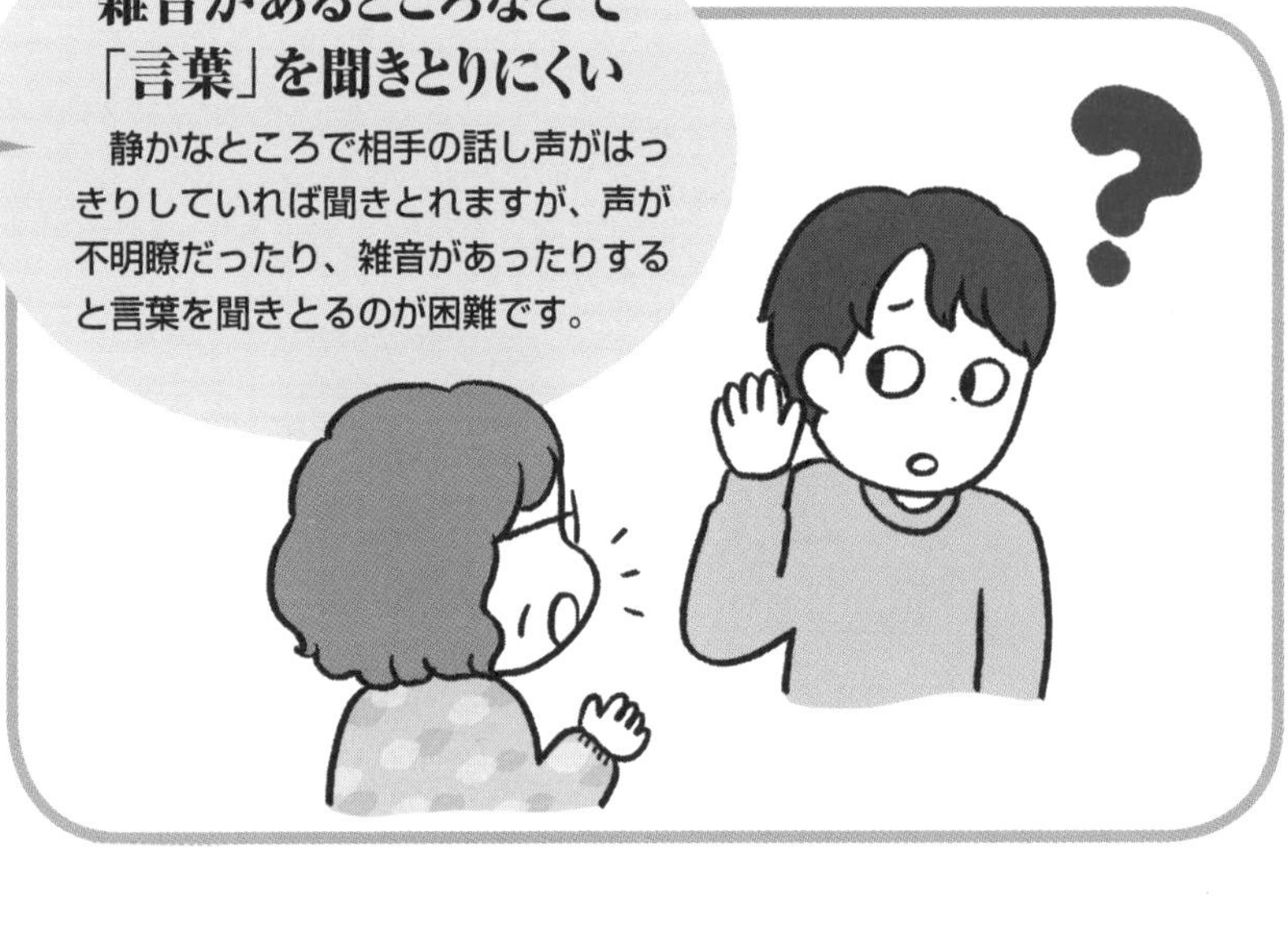

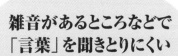

## APDの症状がある人は日本だけで一二〇万人!?

APDは、「聞こえるが、聞きとりにくい」という症状ゆえに、困難をかかえている状態とされます。ただし、日本ではまだ明確な診断基準が定められていません。診断名というより、「頭痛」や「腰痛」のような症状を示す言葉ととらえると理解しやすいでしょう。

頭痛や腰痛をまねく要因が多様であるように、APDとして現れる症状にもさまざまな要因がかかわっています。以前から、病気や事故などで脳に損傷を受けると、聞きとりが悪化する例があるのは知られていましたが、近年、脳損傷がなくても同様の症状がみられ、しかも、それが決して珍しいものではないことがわかってきています。海外のデータはどこまでをAPDとするかにより異なりますが、最近の研究では人口の約一%にのぼるともいわれています。この数値を当てはめると、日本だけでも一二〇万人がAPDをかかえている可能性もあります。

### 症状の現れ方

言葉の聞きとりにくさは、さまざまなかたちで現れます。共通する特徴はあるものの、人によって異なる面もあります。

#### よくあるAPDの症状

うるさいところでの会話や、早口、小さな声は聞きとりにくさが増し、聞き返しや聞き誤りが多くなります。口頭で言われただけでは理解しにくい、忘れやすいといった傾向もみられます(→P6、19、20)。

- ●雑音のなかでの聞きとりが困難
- ●複数の人との会話が困難
- ●耳のみで指示を理解するのが困難
- ●耳のみで覚えるのが困難

#### 「違い」もみられる

背景にある要因の違いが、症状の現れ方に影響していると考えられます(→P48〜53)。

- ●症状が気になり始めた時期
- ●静かなところなら聞きとれるのか、静かなところでも聞き逃しが多いのか
- ●聞きとり以外に困っている症状はあるか

APDとは②

# 聞きとりにくさは深刻な問題をもたらすことも

「聞きとりにくい」という症状がもたらす問題は、なかなか理解されません。「聞こえるのだから異常はない」とされ、適切な対応・対処を受けられないままになりがちです。

## 「聞きとりにくさ」がもたらすこと

「聞きとりが悪い」という症状があっても、聴力に問題がないかぎり特別な対応はとられず、困った状態は放置されているのが現状です。

### 「わからない」ことで生まれるストレス

同じ説明を受けても、自分だけ話の内容がわからない。なぜ、聞きとれないのか理由がわからず、相談先もわからない――こうした「わからない」ことの積み重ねは、大きなストレスになりがちです。

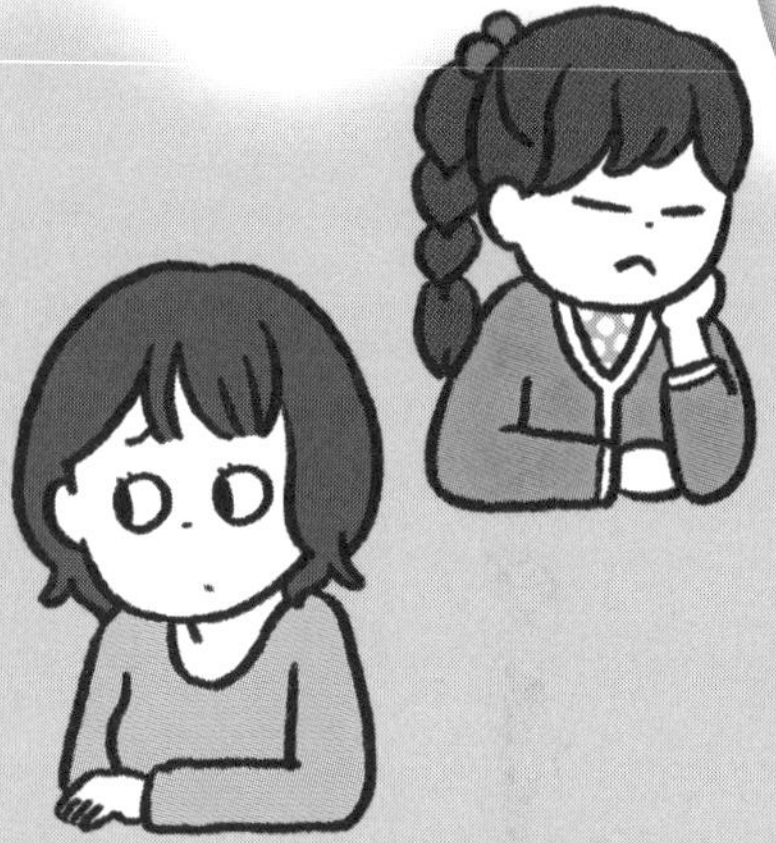

### 疎外感

大勢で集まっているときなど、みんなの話が盛り上がれば盛り上がるほど聞きとれなくなります。適当に相槌を打って「わかったふり」をしていますが、会話には参加できず、疎外感が募る一方です。

### 挫折・あきらめ

「自分には無理」「話がわからないから」などと、やりたいことをあきらめたり、「聞きとれないことをまわりから指摘されたくない」などといった思いから、コミュニケーションを避けるようになったりすることもあります。

↓

人の話を聞きとる機会が減れば、「聞きとる力」はますます衰えやすくなる

### 自己否定感

「話を聞きなさい！」と叱責されたり、「ちゃんと聞いていないから！」と非難されたりするうちに、「どうせ自分は……」と自分を否定する気持ちが生まれやすくなります。何度も聞き返して相手にうんざりした顔をされ、傷つくこともあります。

## 「聞こえ」に問題がないと「異常なし」とされやすい

　聞こえの状態を調べる検査は、学校や職場の健診などで受ける機会があります。最近は、新生児に対する聴覚検査も広くおこなわれています（→P37）。「聞こえ」の問題は明らかになりやすく、対応策もいろいろ講じられています。

　一方、「聞きとりにくさ」があっても、「聞こえ」に問題がなければ「異常なし」とされ、多くの場合、そこで対応が止まってしまいます。人知れず「聞きとりにくさ」に悩まされ続ける人が多いのが実情です。

### 理解しにくい

「聴力が低下している」という理由なら納得できるのですが、「聴力は正常だが聞きとれない」という状態は理解しにくく、本人の悩みがよくわかりません。

### いらだち

　なぜ一度で話が通じないのか、さっき言ったのにすぐ忘れる……などと、本人の様子にいらだつことも。厳しい言葉を投げつけてしまうこともあります。

### 困惑

　本人の訴えにどう対応すればよいか、どのように対処していけばよいのかわからず、困ることも。

### 「APD」ととらえることで対応しやすくなる

　聴力は十分でも聞きとれずに困っている状態をAPD、つまり障害の一つととらえることで、これまで見過ごされてきた「聞きとりに困難を覚える」という悩みは、対応が必要な問題だと認識されやすくなるでしょう。

　なぜ、そのような症状が現れるのかを理解すれば、本人もまわりの人も、どう対応していけばよいか考えやすくなります。

ふり返ってチェック！①

# 子どものAPDに気づくためのチェックリスト

APDの大半は子どもの頃から生じています。子どもがかかえている問題に気づくことが、適切な対応を始めるための第一歩です。

### 判断の前提

子どもに聞きとりにくい様子がみられるからといって、すぐにAPDとは判断できません。聴力の問題など、APD以外の要因がないか確かめておく必要があります。

### 「聞こえ」は良好である

そもそも「聞こえ」が悪ければ聞きとれません。新生児に広く実施されている聴覚検査で異常を指摘されていなくても、その後、聴力が低下していないとは限りません。まずは聴力の程度を調べておく必要があります。

### 言葉そのものは理解できている

言葉が理解できなければ、聞こえた声を言葉として聞きとることができません。ある程度、言葉の理解が進んだ年齢（5歳くらい）にならないと、APDかどうかは判断できません。

### 発達の遅れが「聞きとりにくさ」につながることもある

言葉の理解が進まない要因として、知的障害、言語発達遅滞など、さまざまな障害がある子どももいます。

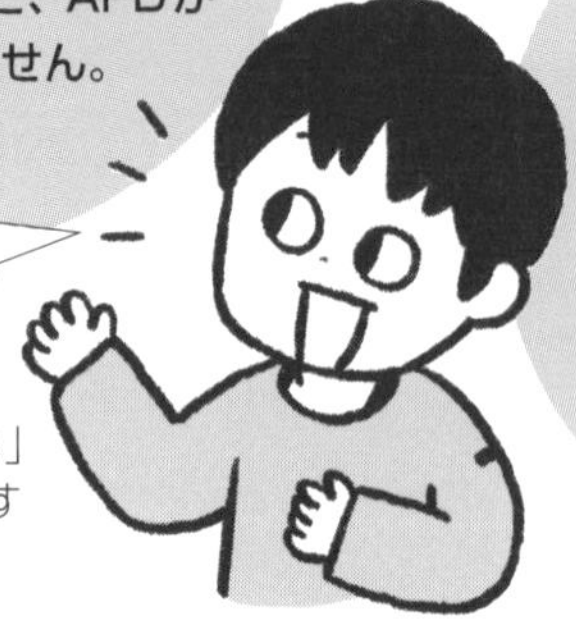


APDは「聞きとり」の問題。自分で話すことはできる

### 子どもは自分で自分の困りごとに気づきにくい

子どもは、自分がかかえる「聞きとりにくさ」に気づいていなかったり、気づいていても、それを大人にうまく伝えられなかったりします。だからこそ必要なのは、周囲の大人の気づきです。

子どもの場合、聞きとりにくさがAPDによるものかどうか、それとも別の障害の影響か判断は難しい場合もあります。しかし、聞きとりやすくするための対応は、共通する点がたくさんあります。子どもは発達の途上にある存在であり、聞きとる力が伸びる余地も大きいといえます。小さな違和感を見過ごさず、子どもがかかえる困難に気づき、適切な対応につなげていきましょう。

## フィッシャーのチェックリスト

APDの疑いがあるか確認するための質問紙は複数あります。ここに示すのは聴覚研究者のフィッシャーが作成した児童（7〜13歳）の様子を教師がチェックするためのリストです。親が子どもの様子を知るのにも役立ちます。発達の問題を抽出しやすい面はありますが、「聞きとりに問題がありそうだ」と気づくきっかけにはなります。

### 判定

チェックがついた数が7個以上※1ある場合には要注意。APDの疑いがあるとされます。

※1　フィッシャーは「チェックがつかなかった項目数×４＝□%」として計算し、72%以下の場合としている。

- □ 1 難聴がある※2
- □ 2 耳の炎症（中耳炎等）を患ったことがある
- □ 3 学習時間の長くても半分くらいまでしか、聞くことに集中できない
- □ 4 指示を注意深く聞いていない。指示をくり返さなければならないことがよくある
- □ 5「え？」または「なに？」という言葉を一日に少なくとも5回、あるいはそれ以上言う
- □ 6 数秒程度の音刺激にも集中できない
- □ 7 集中力が続く時間が短い
- □ 8 空想にふける、注意力がそれる、それが一度ではない
- □ 9 背景の音がすると、すぐに気が散る
- □ 10 発音の学習が困難である
- □ 11 音の識別に関して、困難を感じたことがある
- □ 12 言われたことを数分で忘れてしまう
- □ 13 日々の簡単な決まりごとを覚えられない
- □ 14 先週、先月、昨年など、以前に聞いたことを思い出しにくい
- □ 15 聞いたことを順序立てて思い出すのが難しい
- □ 16 音源の方向を特定するのが難しいことがある
- □ 17 しばしば、言われたことを間違って理解している
- □ 18 年齢／学年相応の言語力から考えても、多くの言葉が理解できていない
- □ 19 聴覚を通しての学習がうまくいかない
- □ 20 文法、語彙など、言葉に関する問題がある
- □ 21 発音に問題がある
- □ 22 聞いたことと見たことを関係づけることができない
- □ 23 学習意欲に欠ける
- □ 24 音声刺激に対する反応が鈍い、あるいは遅れる
- □ 25 1つ以上の科目で平均以下の成績のものがある

※2　フィッシャーのチェックリストには挙げられているが、現状では難聴がある場合はＡＰＤには該当しない

ふり返ってチェック！②

# 大人のAPDに気づくためにセルフチェックを

大人の場合も、「難聴はない」「言葉は理解している」ことが、APDかどうかを判定する前提となります。聞きとりにくさが気になる人は、以下のリストでチェックしてみましょう。

## 聞こえにくさのチェックシート（大人用）

下記に示すのは難聴の方の聞きとりの程度をチェックするために用いられるSSQという質問紙をもとに、APDの特徴を加えたものです。各項目について、あまり考え込まず、「これくらいのレベルかな」と思う数値を選んで○をつけていきましょう（考案／小渕千絵）。

### 音声聴取

1 テレビがついている室内で、相手の話を聞きとり、質問に答えることができますか?

まったく答えられない　0 ― 1 ― 2 ― 3 ― 4 ― 5 ― 6 ― 7 ― 8 ― 9 ― 10　完全に答えることができる

2 テレビのニュースを見ているときに話しかけられた場合、テレビで話している人と、話しかけてきた人の話を両方聞くことができますか?

まったく聞くことができない　0 ― 1 ― 2 ― 3 ― 4 ― 5 ― 6 ― 7 ― 8 ― 9 ― 10　完全に聞くことができる

3 多くの人が話している室内で、相手の話を聞きとり、質問に答えることができますか?

まったく答えられない　0 ― 1 ― 2 ― 3 ― 4 ― 5 ― 6 ― 7 ― 8 ― 9 ― 10　完全に答えることができる

4 騒がしいレストラン内で、5人くらいのグループで話しているとします。全員の顔や様子が見える位置にいるとして、あなたは会話に参加できますか?

まったくできない　0 ― 1 ― 2 ― 3 ― 4 ― 5 ― 6 ― 7 ― 8 ― 9 ― 10　完全にできる

### 空間知覚

5 複数の人といるとき、話し手がある人から違う人に変わりました。新しく話しはじめた人の話を最初からもらすことなく聞きとれますか?

まったく聞くことができない　0 ― 1 ― 2 ― 3 ― 4 ― 5 ― 6 ― 7 ― 8 ― 9 ― 10　完全に聞くことができる

6 戸外にいるとき、犬の大きな吠え声が聞こえましたが、犬の姿は見えません。あなたは、その声がどこから聞こえているのかすぐにわかりますか?

まったくわからない　0 ― 1 ― 2 ― 3 ― 4 ― 5 ― 6 ― 7 ― 8 ― 9 ― 10　完全にわかる

7 バスやトラックの音を聞いたとき、どのくらい遠くから聞こえているかわかりますか?

まったくわからない　0 ― 1 ― 2 ― 3 ― 4 ― 5 ― 6 ― 7 ― 8 ― 9 ― 10　完全にわかる

8 バスやトラックの走行音から、近づいてきているか離れていっているかわかりますか?

まったくわからない　0 ― 1 ― 2 ― 3 ― 4 ― 5 ― 6 ― 7 ― 8 ― 9 ― 10　完全にわかる

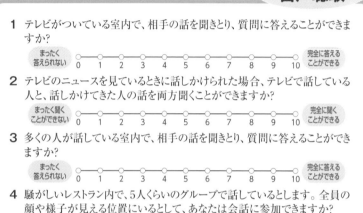

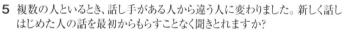

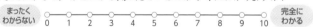

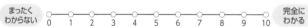

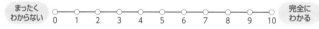

## 聞こえの質

**9** 2つ以上の音を同時に聞いているとき、1つの混ざった音のように聞こえますか?

完全に混ざって聞こえる　0　1　2　3　4　5　6　7　8　9　10　完全に別の音に聞こえて混ざらない

**10** 音楽を聴いているとき、その曲がどの楽器で演奏されているかわかりますか?

まったくわからない　0　1　2　3　4　5　6　7　8　9　10　完全にわかる

**11** 日常生活音は鮮明に聞こえますか?

まったく鮮明には聞こえない　0　1　2　3　4　5　6　7　8　9　10　完全に鮮明に聞こえる

**12** だれかの声や物音を聞くとき、かなり集中する必要がありますか?

かなりの集中が必要　0　1　2　3　4　5　6　7　8　9　10　集中しなくても大丈夫

## 心理的側面

**13** 聞こえにくいために、家族や友人と話すのをやめようと思いますか?

とてもそう思う　0　1　2　3　4　5　6　7　8　9　10　まったくそう思わない

**14** 聞こえにくいために、一人でいるほうが楽だと思いますか?

とてもそう思う　0　1　2　3　4　5　6　7　8　9　10　まったくそう思わない

**15** 話が聞きとれなかったとき、もう一度くり返してもらうのは気が重いと感じますか?

いつもそう感じる　0　1　2　3　4　5　6　7　8　9　10　まったくそう感じない

**16** 聞こえにくいことが、人間関係になんらかの影響を及ぼしていると思いますか?

とてもそう思う　0　1　2　3　4　5　6　7　8　9　10　まったくそう思わない

## 判定

○をつけた数値を4つのカテゴリーごとに集計したうえで、総合点を出してください。

音声聴取　＿＿＿点

空間知覚　＿＿＿点

聞こえの質　＿＿＿点

心理的側面　＿＿＿点

総合点　＿＿＿点

■総合点が109点を下回っている場合には、APDの症状をかかえている可能性があります。点数が低いほど、症状が強く現れていると考えられます。

■APDの有無で差がみられるのは「音声聴取」と「心理的側面」のカテゴリーです。「空間知覚」と「聞こえの質」に大きな低下はみられません。

■4つのカテゴリーのうち、「聞こえの質」の項目すべてが低い場合には、難聴の疑いがあります。

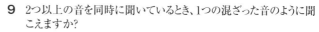

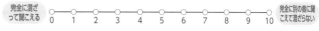

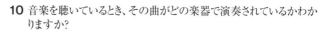

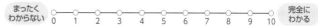

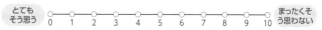

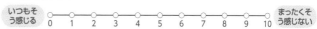

聞いてチェック！

# 実際の音声で、聞きとれるか試してみよう

インターネット上の音源ファイルを利用して、聞きとり状態を確認してみましょう。各種の音声がほとんど聞きとれないようなら、聞きとる力が弱い可能性があります。

## どれくらい聞きとれる？

聞きとりの状態を調べるには、各種の検査用音声が利用されます。インターネットで公開されているテスト音源を利用して、どの程度、聞きとれるか試してみましょう。

**必要なもの**

イヤホン
（ステレオタイプ）

モノラルタイプだとテスト音源を適切に試せない

インターネット接続が可能な機器と環境

**「聞きとり確認用テスト音源」にアクセスする**

↓

**音声を再生。音量は聞きやすい大きさに調整する**

テスト音源1
両耳に聞こえてくる言葉を両方とも聞きとってください。検査では、聞くことができるのは1回だけですが、わからなければ、何度か聞いてみましょう。

テスト音源2
同時に聞こえる3つの言葉のうち、まず頭の真ん中で聞こえる言葉を、次に右耳だけ、左耳だけに聞こえる言葉を聞きとってください。何度も聞くと学習効果で聞きとりやすくなります。

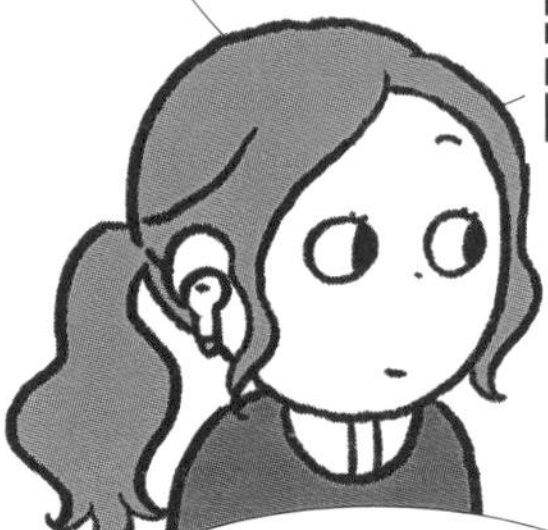

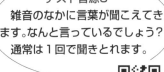

テスト音源3
雑音のなかに言葉が聞こえてきます。なんと言っているでしょう？通常は１回で聞きとれます。

解答はP35

音源１
https://youtu.be/KXwyyDWD0k8
音源２
https://youtu.be/ptvRh_Qpdso
音源３
https://youtu.be/dMhSx2jtDCA

### 聞きとりにくさに気づくための一手段

ＡＰＤの疑いがある場合、聴覚情報処理検査といわれる各種の検査で、聞きとりの状態を調べていきます（→Ｐ34）。正確な結果は設備の整った機関で検査を受ける必要がありますが、聞きとりにくさに気づくための一手段として、テスト音源ファイルを利用してみるとよいでしょう。

# 第2章

# 本当にAPD?——難聴と区別する

APDかもしれないと思ったとき、
まず確認しておきたいのは、聴力の低下がみられるかどうかです。
聴力が低下し、聞こえが悪くなった状態は「難聴」です。
APDとは別の状態であり、原因や対応は異なります。

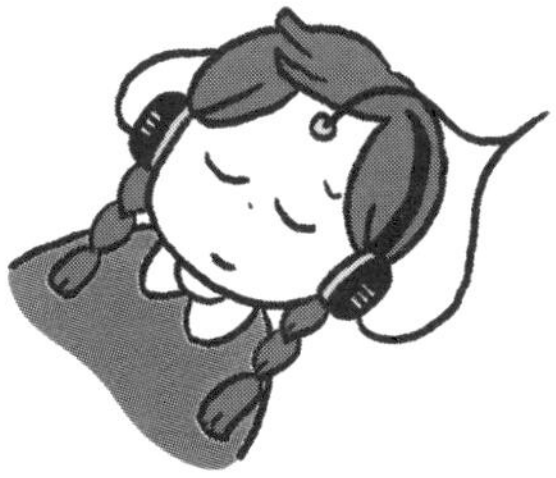

大人のケース／症状例

# 年々、聞きとりにくく感じるように。APDだろうか？

個人差はありますが、年齢とともに聴力は少しずつ低下していくのが一般的。五〇歳前後になってから自覚される「聞きとりにくさ」は、APDには当てはまらない可能性があります。

**1** 最近、会議や打ち合わせはオンライン上でおこなうことが増えているのですが、パソコンから聞こえる声が聞きとりにくくて困っています。音質や音量など、いろいろ調整しているのですが、改善せず、ストレスを感じています。

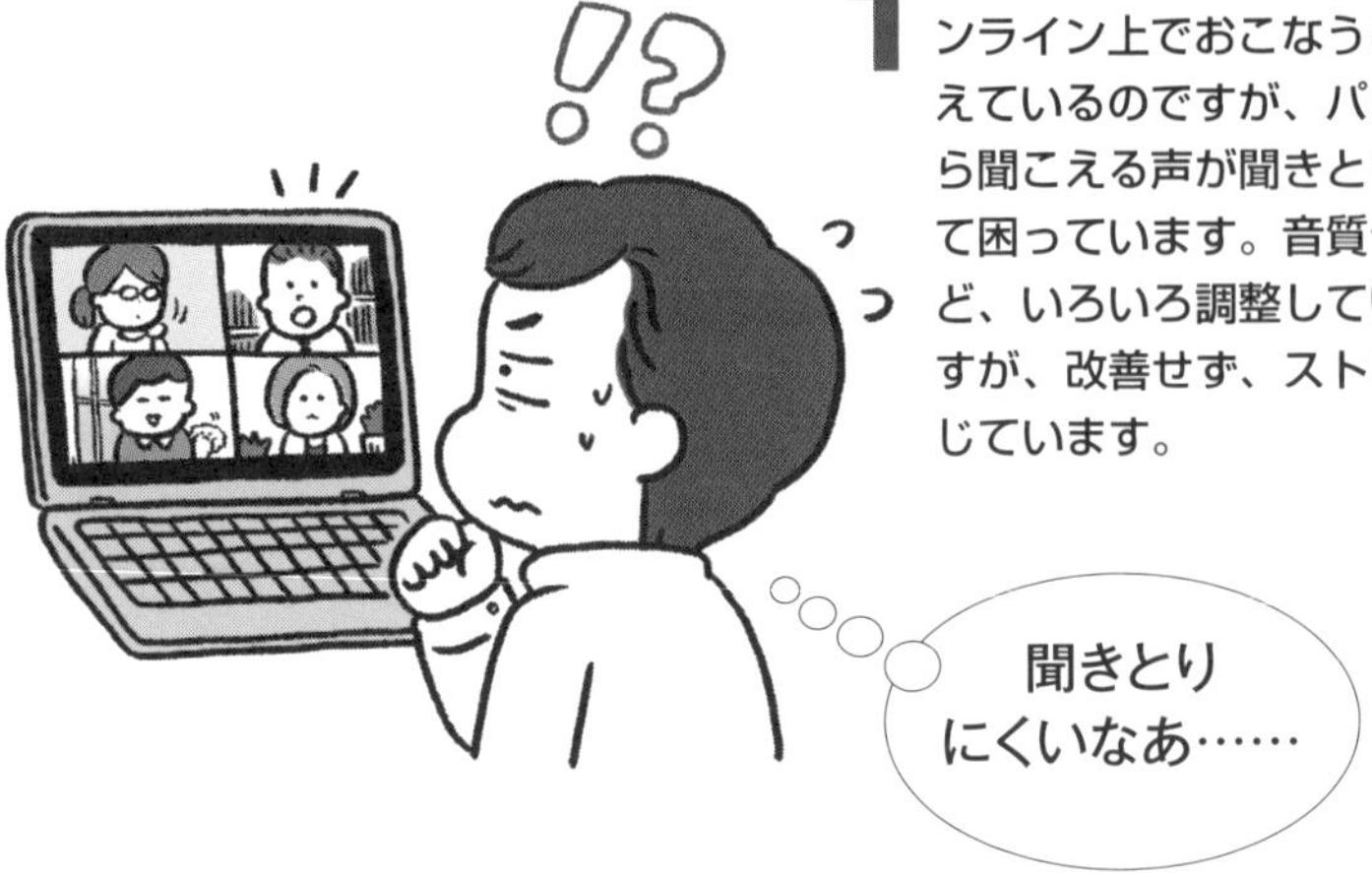
!?
聞きとりにくいなあ……

**2** パソコンから聞こえる声が聞きとりにくいだけで、聞こえが悪くなっているようにも思えないのですが、家族からは「耳が遠くなってきたのでは……」と言われています。

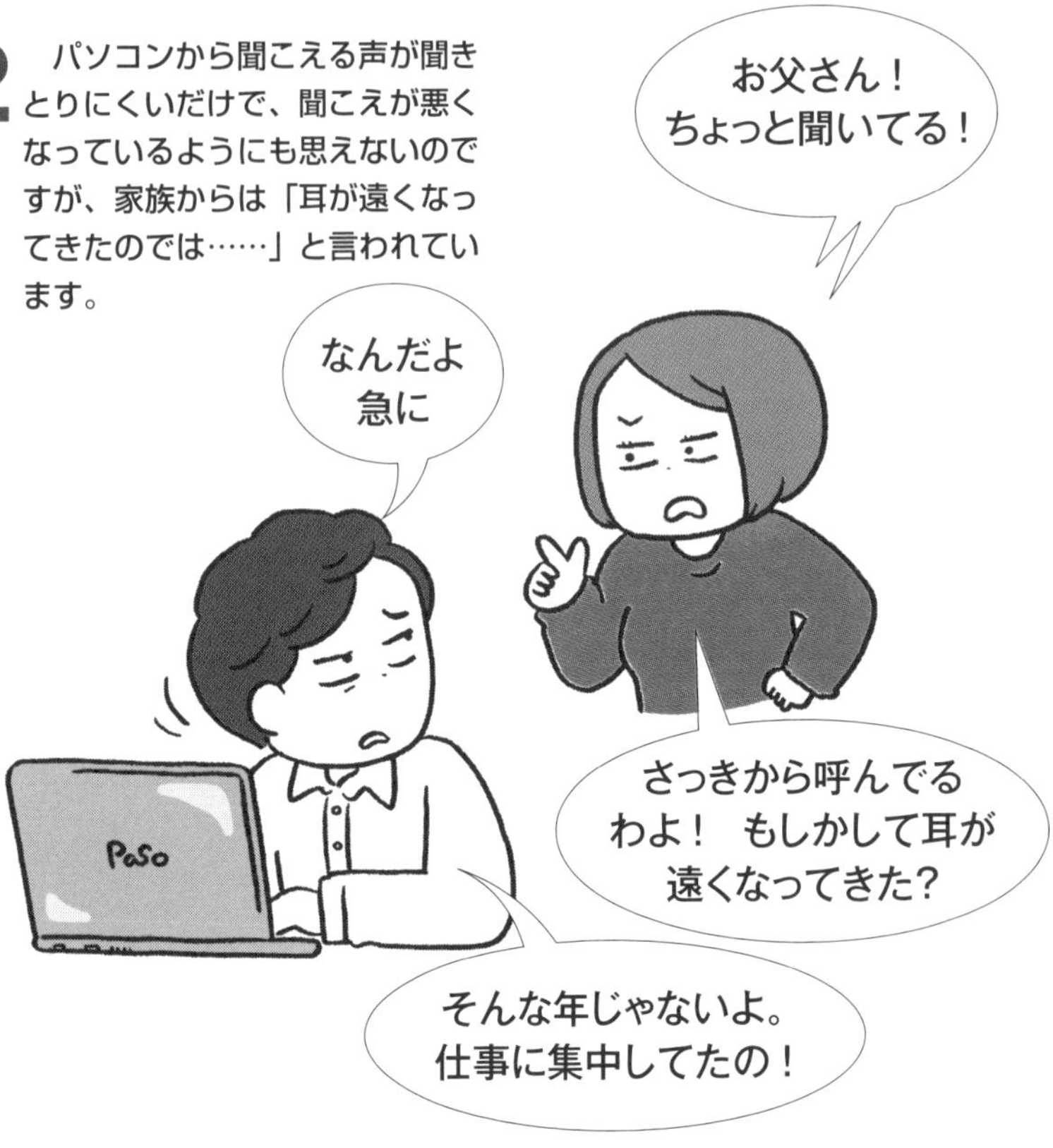
お父さん！ ちょっと聞いてる！
なんだよ 急に
PaSo
さっきから呼んでるわよ！ もしかして耳が遠くなってきた？
そんな年じゃないよ。仕事に集中してたの！

**3** 「年のせい」と言われるのは釈然としませんが、聞きとりにくさを感じたり、聞き間違えたりすることが増えているのは否めません。

そしていろいろ調べるうちに、「APD（聴覚情報処理障害）」という障害があることを知りました。その症状が私にピッタリだったのです！

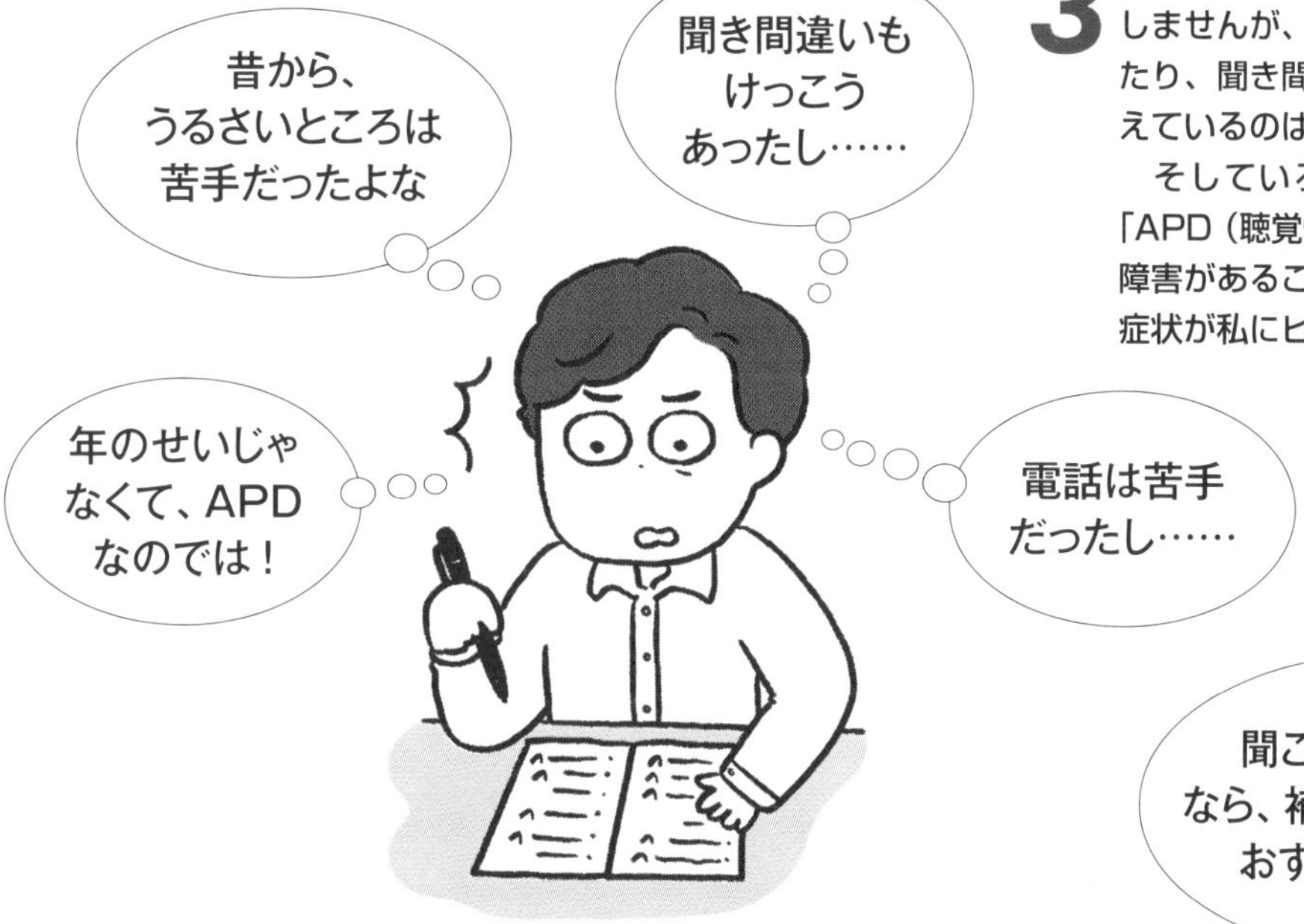
昔から、
うるさいところは
苦手だったよな
聞き間違いも
けっこう
あったし……
年のせいじゃ
なくて、APD
なのでは！
電話は苦手
だったし……

**4** 近所の耳鼻咽喉科を訪れ、検査を受けました。「APDに違いない！」と思っていたのですが、医師の話によると「ごくわずかだが、聴力の低下がみられる」とのこと。年齢的な影響で起こる「加齢性難聴」と考えられるそうですが、どうも納得できません。

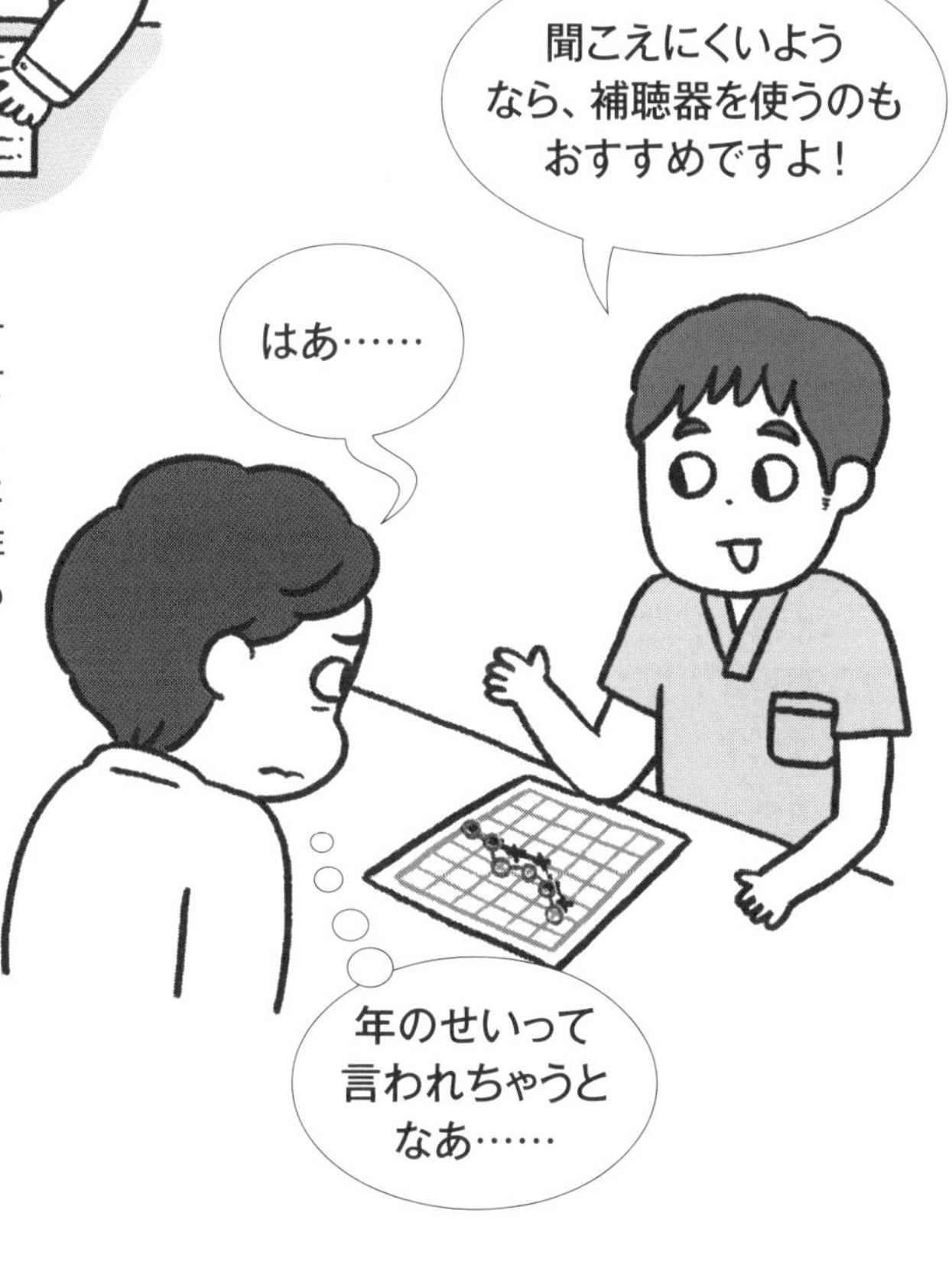
聞こえにくいよう
なら、補聴器を使うのも
おすすめですよ！
はあ……
年のせいって
言われちゃうと
なあ……

「聞きとりにくさ」を訴える人のなかには、「聞こえ」が悪くなっている人が少なからず含まれています。その場合、「聞こえ」を補えば、「聞きとり」が改善することも。がっかりする必要はありません！

# 「聞こえ」と「聞きとり」は連続するが違うもの

「聞きとり」は「聞こえ」が良好であればこそ成り立つものです。しかし、聞こえが良好なら、必ず聞きとれるというものでもありません。

## 聴覚の成り立ち

聴覚は外界から伝わる「音」をとらえ、認識する働きのこと。音をとらえる器官である「耳」と、音の情報を認識する「脳」の連携によってもたらされます。

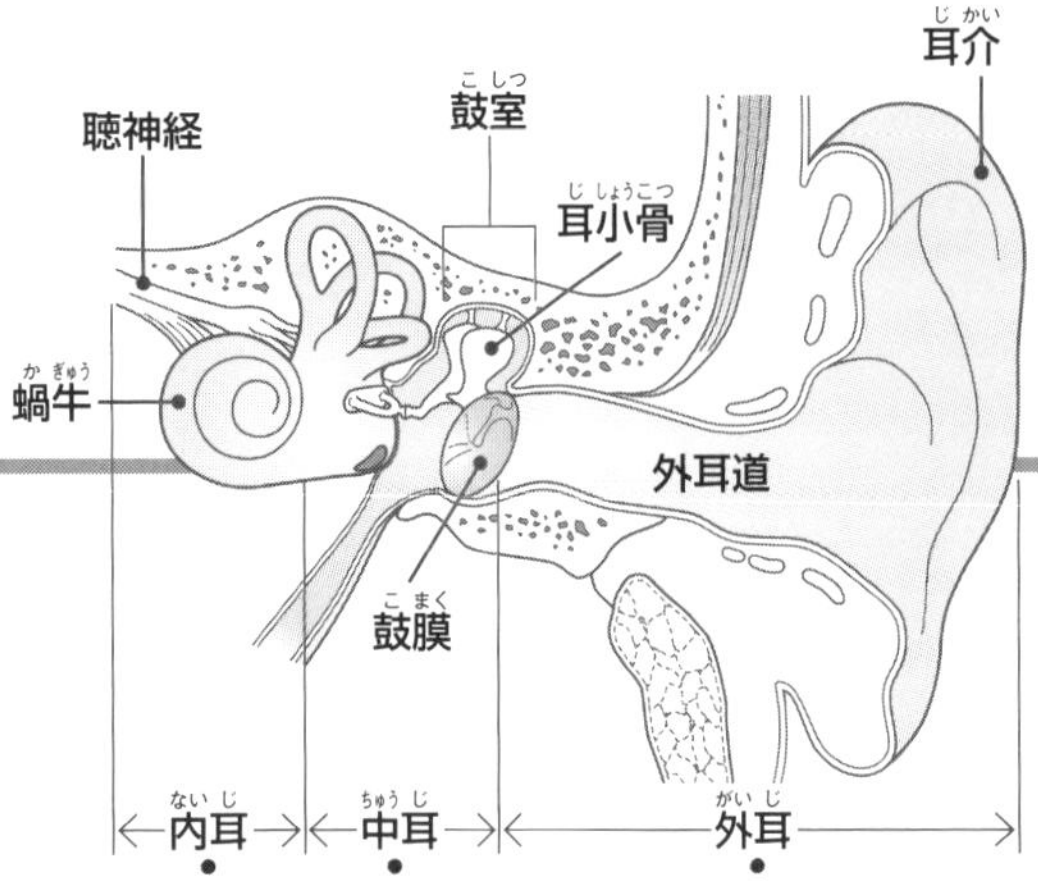
耳介《じかい》
鼓室《こしつ》
聴神経
耳小骨《じしょうこつ》
蝸牛《かぎゅう》
外耳道
鼓膜《こまく》
内耳《ないじ》
中耳《ちゅうじ》
外耳《がいじ》

### 音を集める

耳介で集められた音は、外耳道を通って鼓膜に届き、鼓膜を振動させる

### 振動を増幅させる

鼓膜の振動を耳小骨が効率よく増幅させ、内耳に伝える

### 振動を電気信号に変える

振動が内耳に伝わると、蝸牛のなかを満たしているリンパ液が揺れる。リンパ液の揺れを蝸牛の内側の有毛細胞がとらえ、その情報が電気信号に変換される

## 「聞こえ」は耳から脳への情報の流れ

「音」の正体は、空気の微小な揺れ（振動）。その振動をキャッチして、電気信号に変換するのが耳の役割です。耳から送られた情報を、脳が音として認識するまでの過程が「聞こえ」です。

## 「聞きとり」は脳の仕事

大脳の聴覚野で「音」が認識されますが、認識された音声を言葉として聞きとるには、聴覚野だけでなく、ほかの部位の働きも必要です。つまり、脳全体のシステムが機能し、複雑な処理が進むことで、初めて「聞きとれる」のです。

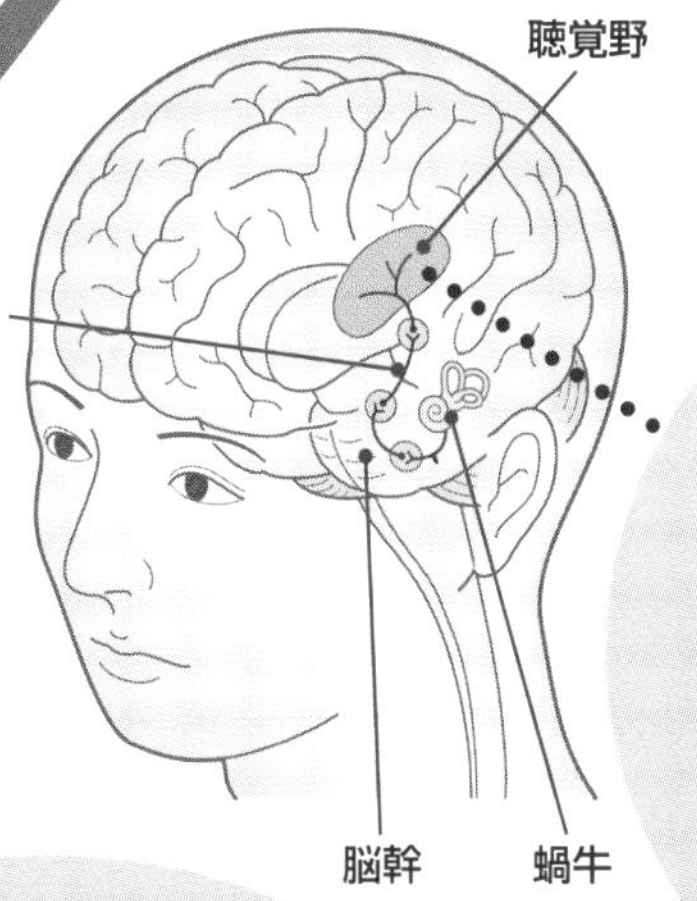


**脳に伝わった信号が「音」として認識される ＝聞こえる**

電気信号化された情報は、脳の深部にある脳幹などを通りながら、大脳皮質の「聴覚野」に伝わり、「音」として認識される

**聞こえてくる音のなかから、必要な音声だけを拾いあげる**

**認知された音声情報を、過去の記憶と照合し、言葉として理解する**

**理解した言葉のつながりから、話全体の意味を理解する ＝聞きとれる**

## どこに障害があっても聞きとりにくさは生じる

「聞こえ」の成り立ちは、外界から耳、耳から脳への大きく二段階に分けられます。「聞こえる」のは、耳から届いた情報を脳が音として認識するからにほかなりません。

一方、人の話を「聞きとる」には、聞こえた音声情報を言葉として理解するという過程が必要です。「聞きとり」は「聞こえ」と連続しており、どこに障害が生じても、最終的には「聞きとり」が悪くなります。聞きとれない、聞きとりにくいという症状があれば、耳から脳に届くまでの過程に障害があるのか、それとも脳内で進む音の情報処理の過程で問題が生じているのかを、明らかにしておく必要があります。

# 「聞こえ」の問題があれば難聴。APDではない

聞きとりにくさは、聞こえが悪い場合でも生じます。聞こえが悪い状態は「難聴」であり、APDではありません。対応のしかたが異なるため、きちんと区別する必要があります。

## なぜ聞きとりにくいのか？

聞きとりにくさを訴える人のなかには、聴力の低下がみられる人もいます。聴力は、聴覚の働きの程度、つまりどれくらい聞こえるかを示すもの。聴力が低下した状態は難聴であり、APDとは区別されます。

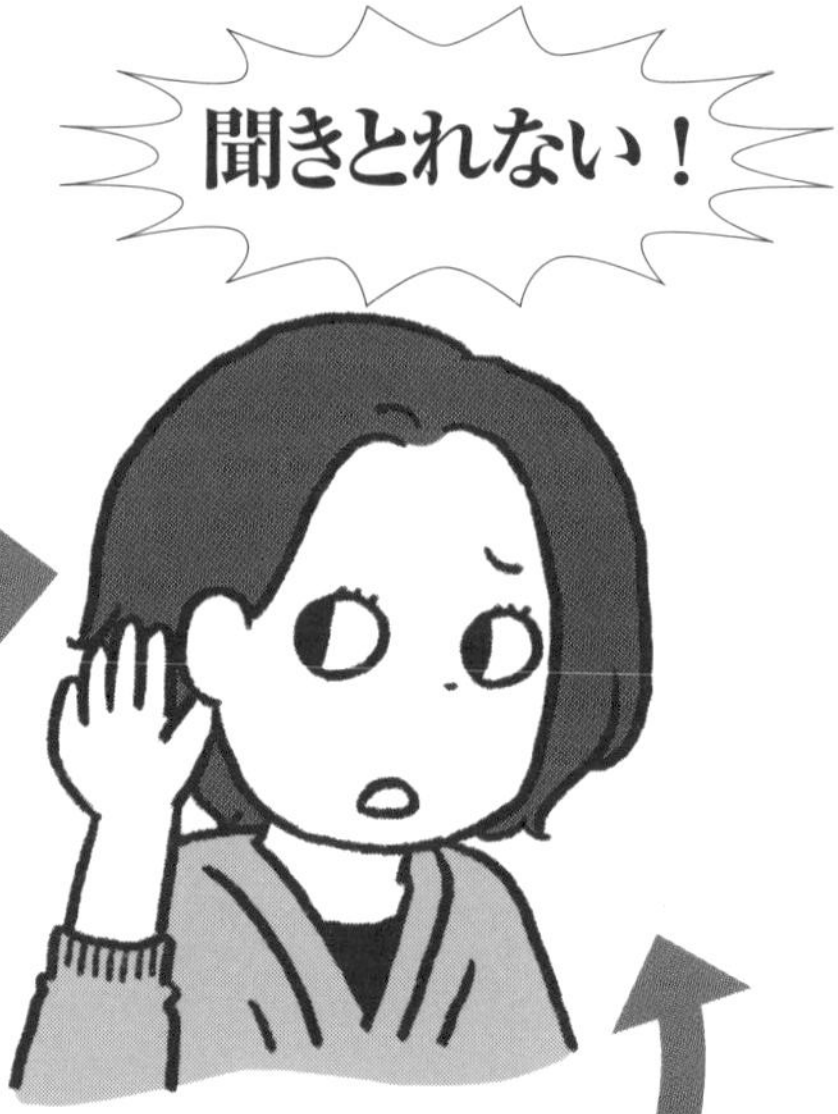


**聞こえない＝難聴**

一定レベル以下にまで聴力が低下している状態は「難聴」とされる

**補聴器の使用など**

聴力を補う機器、場合によっては人工内耳手術などで「聞こえ」の改善をはかる

**聞こえる＝APDなど※**

聴力は一定レベル以上であり、聞こえに問題はない

**複合的な対応**

APDの背景にある要因はいろいろ。多様な要因に配慮しながら、環境の整備、聞きとりを補うための取り組み、聞きとる力を伸ばすための取り組みなどを進める

**聞きとれる！**

※オーディトリー・ニューロパシーや隠れ難聴（左記）、軽度難聴（→P36）の可能性もある

### 聞きとりにくさの原因の確認が必要

難聴があっても、「聞こえが悪い」とは思わず、「聞き間違いが多く

## 難聴のタイプ

聴力の低下、つまり難聴は、さまざまな原因で起こりますが、耳から脳に音の情報が伝わる過程のどこに障害が生じているかで大きく2つに分けられます。

また、APDと似た症状を示す聴覚障害もあります。

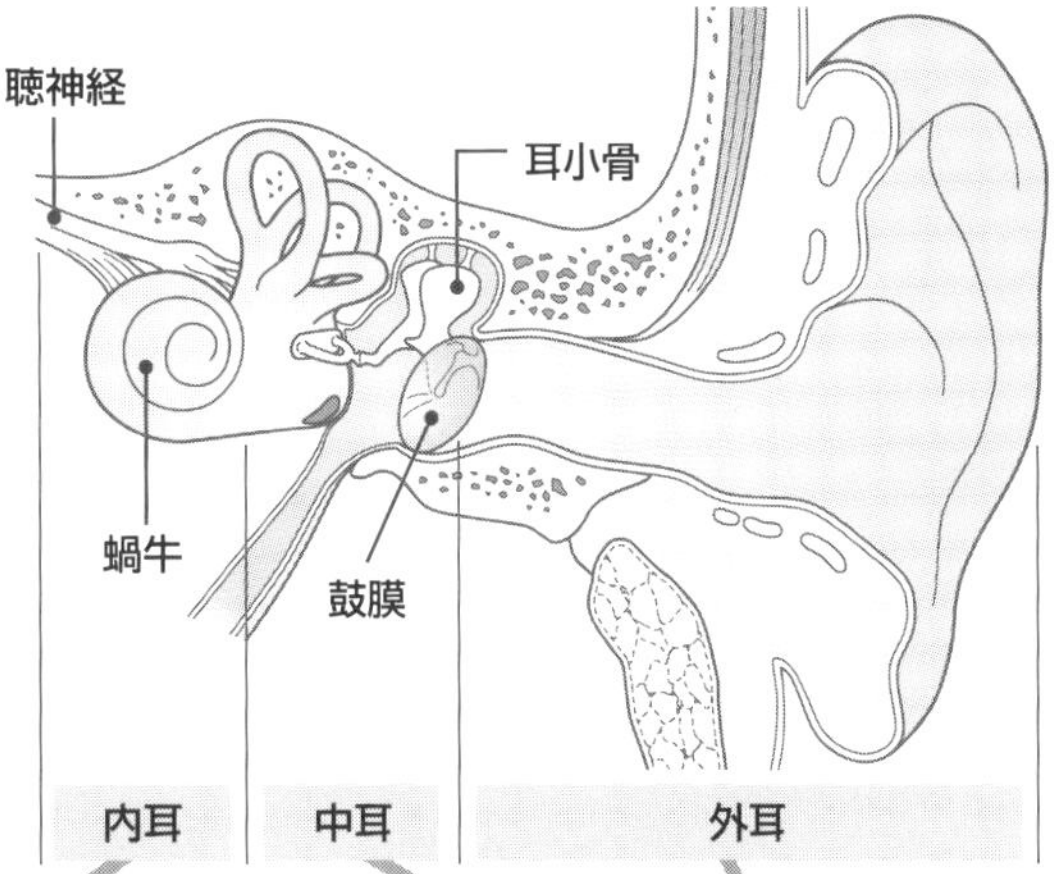


### 感音難聴
#### ―― 内耳(蝸牛)・聴神経の障害

遺伝子異常などによる先天的な難聴や、爆音にさらされることで生じる騒音性難聴、老化による加齢性難聴などもここに含まれる

➡ 治療は難しいが、補聴器の使用で対応可能なことが多い。重度の難聴は「人工内耳」を埋め込む手術で、聴力を得られる場合もある

### 伝音難聴
#### ―― 外耳・中耳の障害

耳あかが詰まる、鼓膜に穴があく、中耳炎が慢性化する、耳小骨の動きが悪くなる(耳硬化症)などといったことが原因で音の振動が内耳に伝わりにくくなり、聴力が低下した状態

➡ 治療により聴力が回復する場合が多い

**APDと似た症状を示す聴覚障害**

### オーディトリー・ニューロパシー

近年、その存在が明らかになった先天性の聴覚障害で、言葉の聞きとりがいちじるしく低下します。外耳から内耳までは異常がなく、内耳と聴神経の連携に問題があるとされます。

難聴の程度はさまざまで、軽い場合は「聞こえるが聞きとりにくい」「雑音下では聞きとれない」というAPDと同様の症状を示します。

### 隠れ難聴(Hidden Hearing Loss, HHL)

一時的に大きな音にさらされたり、大音量の音を長期的に聞き続けたりすると、蝸牛の有毛細胞と聴神経をつなぐシナプス数が減少し、このタイプの難聴になる可能性があるとされます。

騒音性難聴と違い、有毛細胞には見た目も機能的にも異常はみられず、静かな環境下でおこなわれる検査では難聴と判定されにくいものの、APD同様に雑音下での聞きとりにくさを示します。

なった」「聞きとりづらい」と感じている人も少なくありません。

聞きとりやすくするための対応を考えるうえで、聞きとりにくさの原因がどこにあるのかを確認しておく必要があります。「聞こえ」の段階で障害があれば、APDではなく難聴として対応していきます。

APDの確かめ方

# 検査結果、症状の現れ方などから判断する

APDの評価・相談が可能な場はまだまだ少ないのが現状ですが、評価の前提として「聴力に問題がないこと」の確認が必要です。まず一般の耳鼻咽喉科で相談してみましょう。

### 確認の進め方

聞きとりにくさの原因を知るには、さまざまな角度からの検討が必要です。

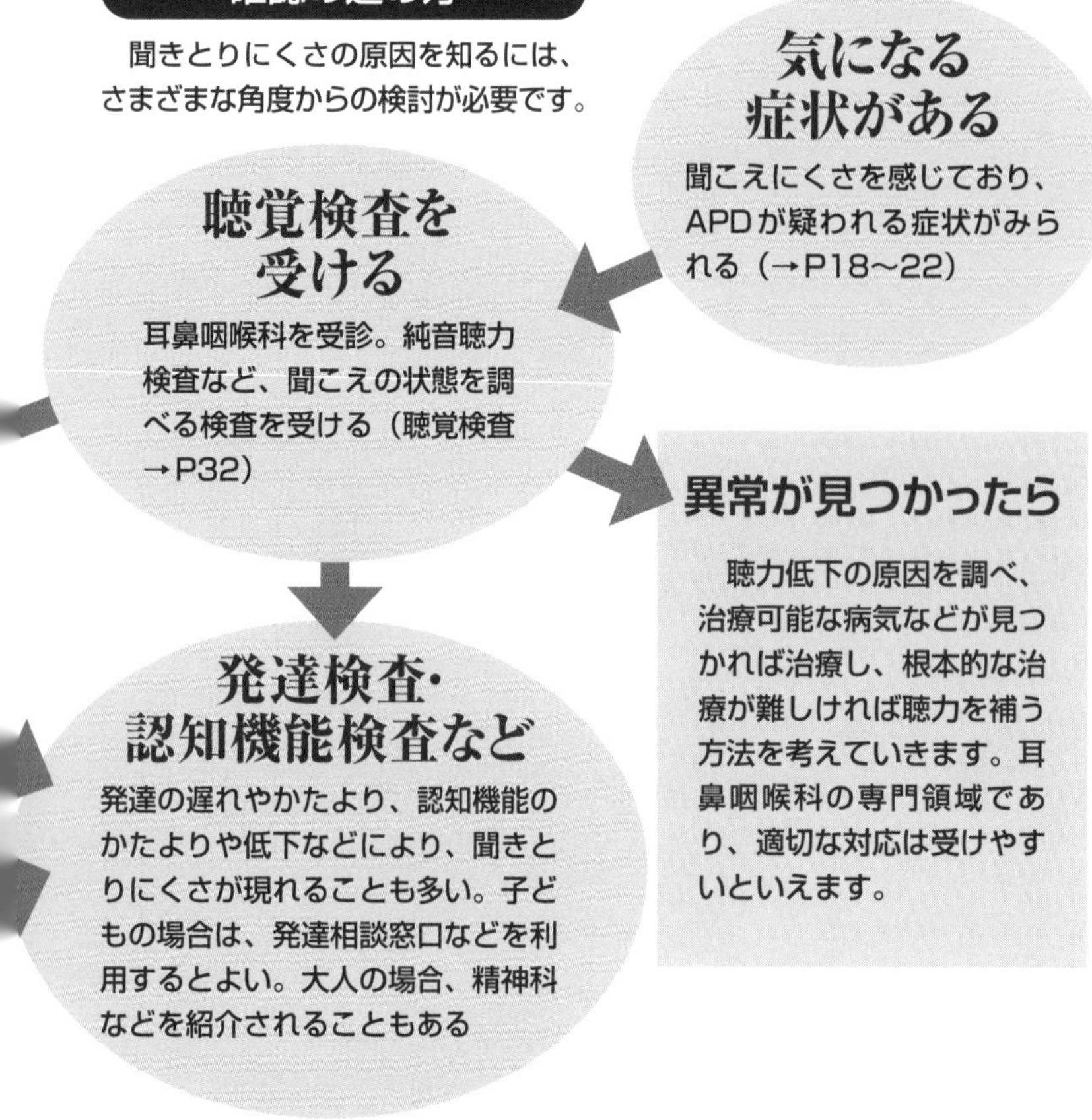

気になる症状がある
聞こえにくさを感じており、APDが疑われる症状がみられる（→P18〜22）
聴覚検査を受ける
耳鼻咽喉科を受診。純音聴力検査など、聞こえの状態を調べる検査を受ける（聴覚検査→P32）
異常が見つかったら
聴力低下の原因を調べ、治療可能な病気などが見つかれば治療し、根本的な治療が難しければ聴力を補う方法を考えていきます。耳鼻咽喉科の専門領域であり、適切な対応は受けやすいといえます。
発達検査・認知機能検査など
発達の遅れやかたより、認知機能のかたよりや低下などにより、聞きとりにくさが現れることも多い。子どもの場合は、発達相談窓口などを利用するとよい。大人の場合、精神科などを紹介されることもある


## さまざまな角度から原因を探っていく

APDかどうか判断するには、難聴をはじめ「APD以外の状態ではない」ことの確認が必要です。聴力が良好なら、脳の働きに問題はないか調べます。その過程で、たとえば「脳の病気による脳損傷の影響」「発達障害の症状の一つ」などということが明らかになれば、それ相応の対応をしていきます。ほかの病気・障害の症状ではないと確認された場合はAPDととらえ、聞きとりの改善をはかります。

APDそのものは「保険診療の対象になる病気・障害」として認められていませんが、適切に対処していけば、聞きとりにくさで困る事態は少なくなります。

## どんなことを聞かれるのか？

APDかどうかは、検査だけで判断できるものではありません。検査時の環境と、実際の環境は大きく異なります。静かな環境下では聞きとりに支障がなくても、雑音の多い生活環境のなかでは、聞きとりにくさが非常に強いということがあります。

日常生活のなかで「困り感」はどの程度か、これまでの経過や生活の様子など、本人や、本人の状態をよく知る保護者などから詳しく話を聞き、総合的に判断していきます。

- □主訴や既往歴
- □家族構成
- □胎生期や出生時の情報
- □発達歴（言語発達状況や行動特徴、人間関係など）
- □感覚過敏の有無
- □発達・認知検査の結果
- □学業成績
- □集団生活への参加状況
- □就労状況
- □心理的な問題の有無
- □性格特性
- □これまでのAPDに関する相談歴

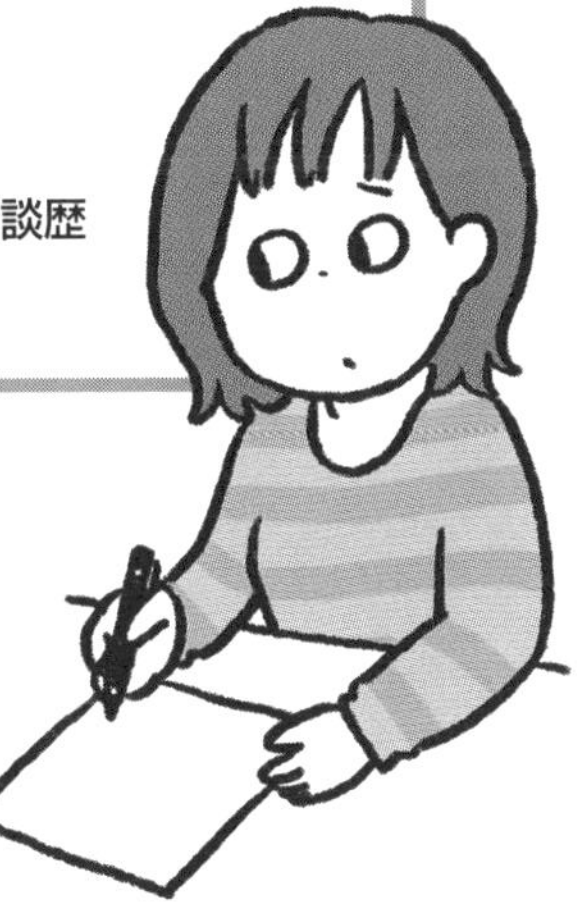

「聞こえるが聞きとれない」ようなら、認知機能や発達特性、心理面の状態などをみるために、各種の検査が実施されることもある

### 探し方

「APD当事者会」の情報をチェック（https://note.com/apd_peer/n/n7f43e7750fdb）。予約を必要とするところが多いので、詳細の確認は個々の機関へ

### APDに詳しい機関で相談

APDの評価が可能な機関で相談する。ただし、相談を受けつけている機関は、現状では数が限られているのが実情

### 聞きとりの状態を調べる

聴覚情報処理能力検査といわれる各種の検査で、どれくらい聞きとる力があるかを確認する（→P34）

### 必要に応じてAPDとして対応

検査結果だけでなく、症状や本人の訴えなどを総合的に判断し、APDか、それとも別の状態として対応していくべきか判断する

検査のいろいろ①

# まずは「聞こえ」の状態を確かめる

聞こえの状態を調べる検査は、聴覚検査といわれます。一般に「聴力検査」といわれている純音聴力検査のほかにも、さまざまな検査法があります。

## 聴覚検査のいろいろ

一般に「聴力検査」といえば「純音聴力検査」のことを指します。このほか、「語音聴力検査」や「耳《じ》音響《おんきょう》放射（OAE）検査」などを含め、「聴覚検査」といわれます。

## 純音聴力検査

高さ（周波数）の違う数種類の音を、専用のヘッドホンから流し、どれくらいの大きさで聞こえるかを調べ、聴力レベルを確認します。聴力レベルは、数値が大きいほど大きな音でなければ聞こえないということであり、難聴の程度は重いと判断されます。

**▼聴力図（オージオグラム）の例**

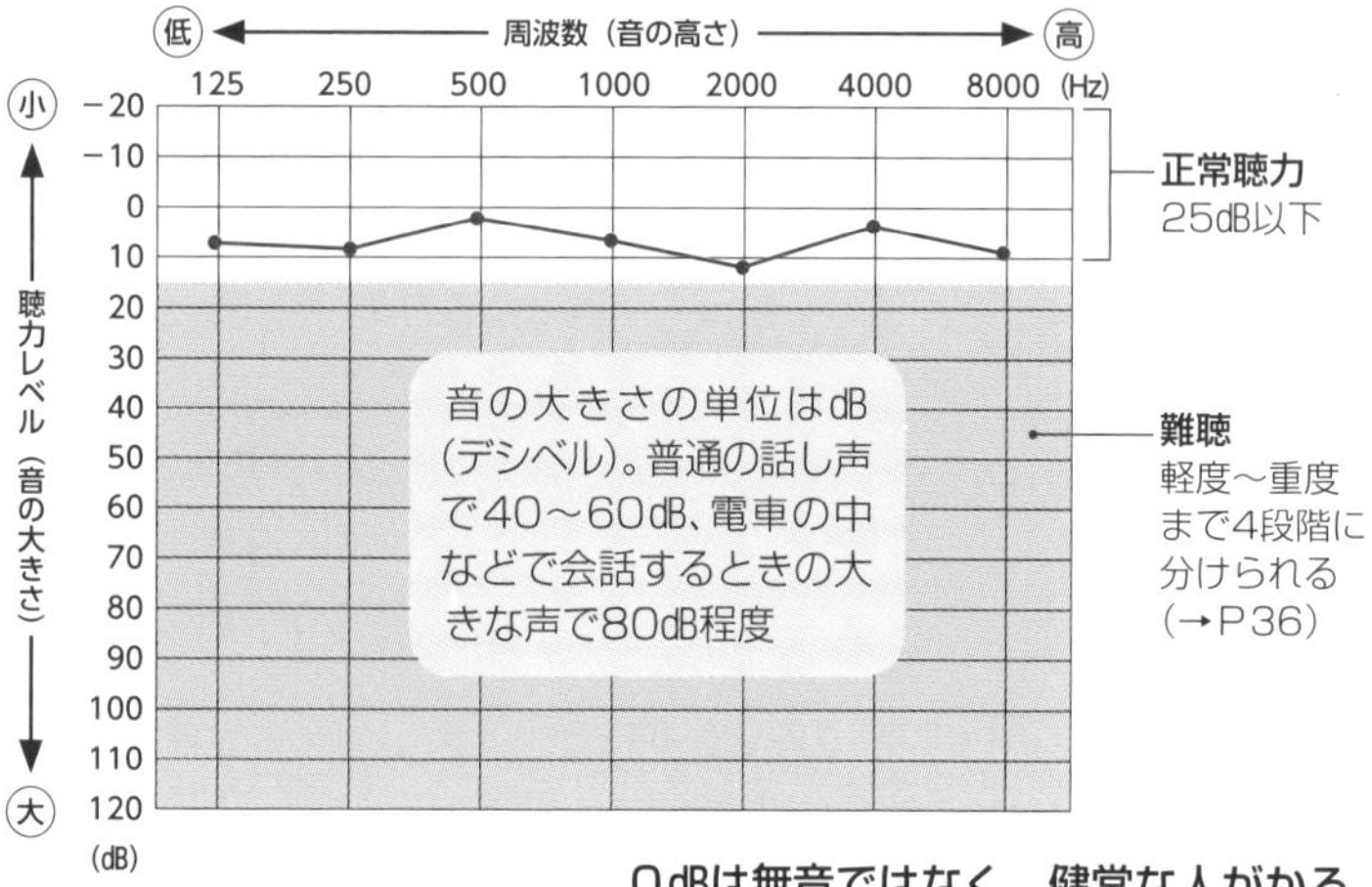

低
周波数（音の高さ）
高
125 250 500 1000 2000 4000 8000 (Hz)
小
大
聴力レベル（音の大きさ）
−20 −10 0 10 20 30 40 50 60 70 80 90 100 110 120
(dB)
正常聴力
25dB以下
音の大きさの単位はdB（デシベル）。普通の話し声で40〜60dB、電車の中などで会話するときの大きな声で80dB程度
難聴
軽度〜重度まで4段階に分けられる（→P36）


0dBは無音ではなく、健常な人がかろうじて聞こえる音。それより小さな音が聞こえればマイナスとなる。人間の耳で聞こえる音は通常20〜2万Hz程度まで

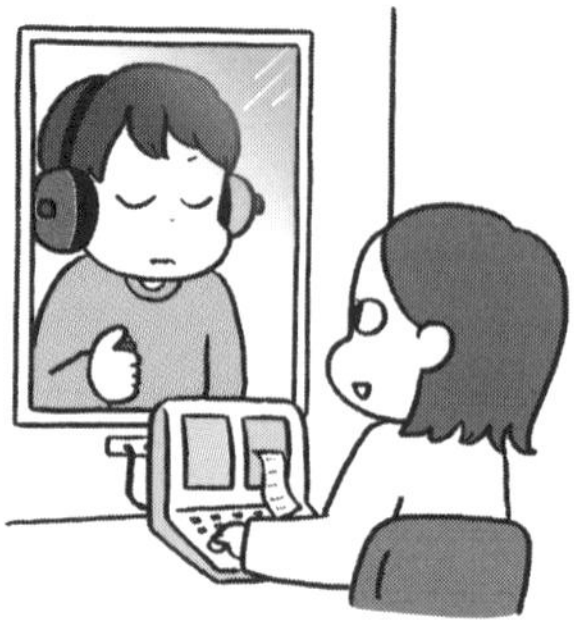

### 聴覚検査で異常があればAPDとは別の状態

音は、空気の微小な揺れ（振動）です（→P26）。振動が一秒間にくり返される回数が周波数で、周波数が高いほど高音になります。

## 語音聴力検査

「あ」「1（いち）」などの短い言葉を一語一語、ヘッドホンから流し、どれくらい正しく聞きとれるか、音量を変えながら確認していきます。正しく聞きとれる率を「語音明瞭度」といいます。難聴のタイプの確認、補聴器の調整などに欠かせない検査です。

### ▼スピーチオージオグラムの例

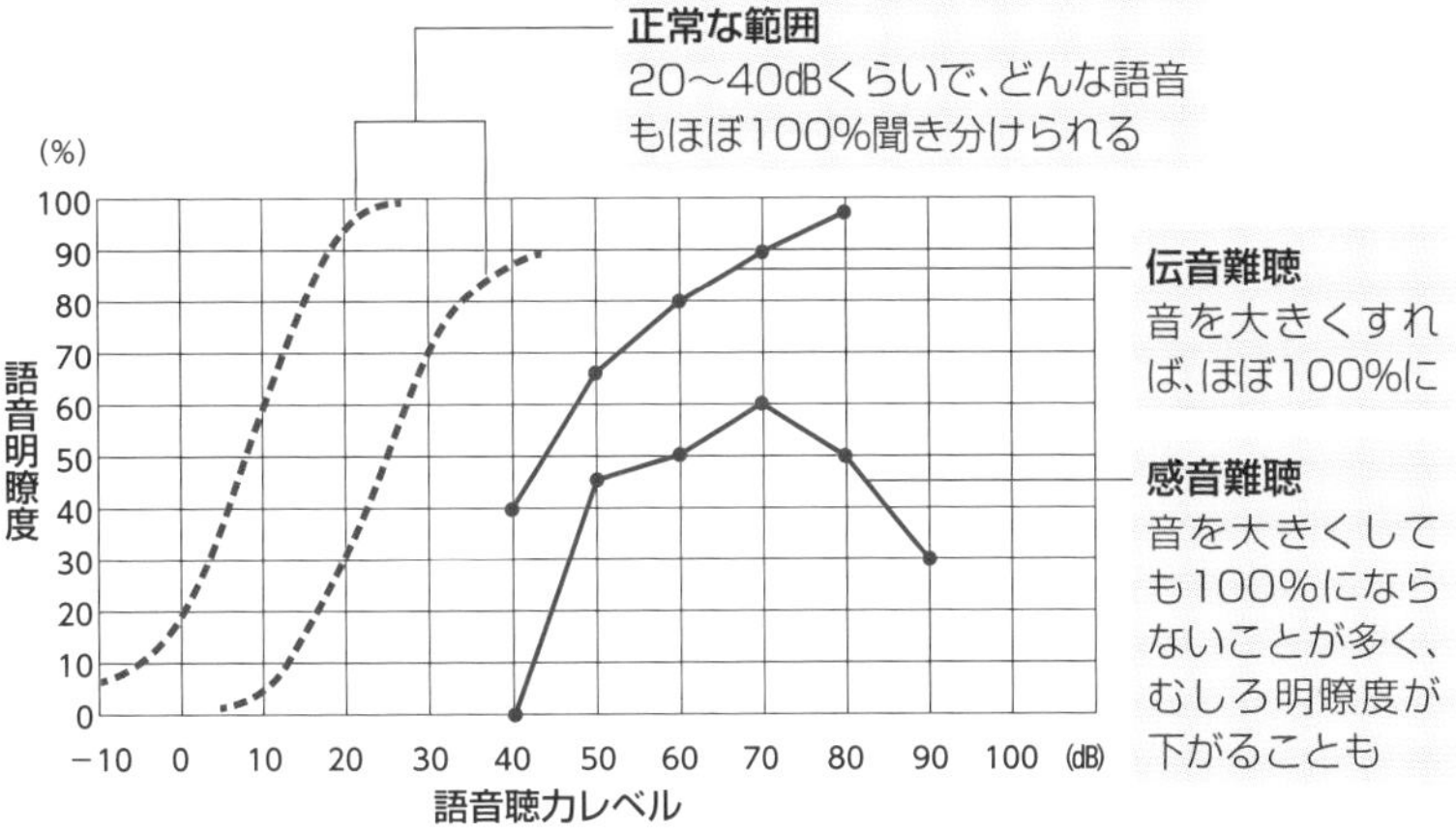

正常な範囲
20〜40㏈くらいで、どんな語音もほぼ100%聞き分けられる
伝音難聴
音を大きくすれば、ほぼ100%に
感音難聴
音を大きくしても100%にならないことが多く、むしろ明瞭度が下がることも
(%)
100
90
80
70
60
50
40
30
20
10
0
語音明瞭度
−10
0
10
20
30
40
50
60
70
80
90
100
(㏈)
語音聴力レベル


聴力の低下がわずかでも、語音明瞭度が低くなる場合には、オーディトリー・ニューロパシー（→P29）などが疑われる

## その他

純音聴力検査や語音聴力検査の結果は、「聞こえたらスイッチを押す」「聞こえた言葉を復唱する」など、検査を受ける人の主観に左右される面があるため、より客観的に聴力を測定する他覚的な検査がおこなわれることもあります。

### 耳音響放射（OAE）検査

音が伝わったとき、内耳の蝸牛からこだまのように返ってくる微細な音（OAE）を検出する検査。内耳に障害があるとOAEが現れにくくなる

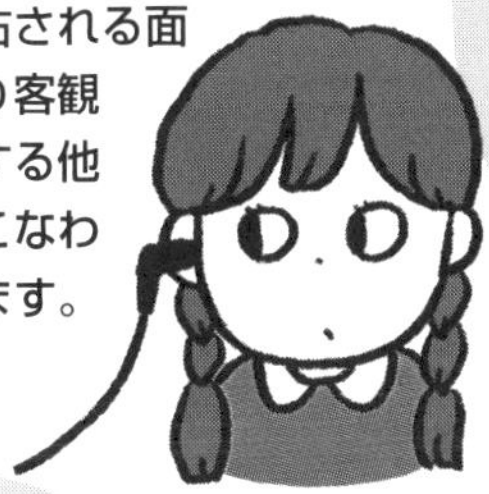

脳の聴覚野の応答をはかる聴性中間潜時反応（MLR）検査が実施されることも

### 聴性脳幹反応（ABR）検査

音を聞いたときの脳波の変化を調べる。睡眠中におこなう。オーディトリー・ニューロパシーでは無反応となる

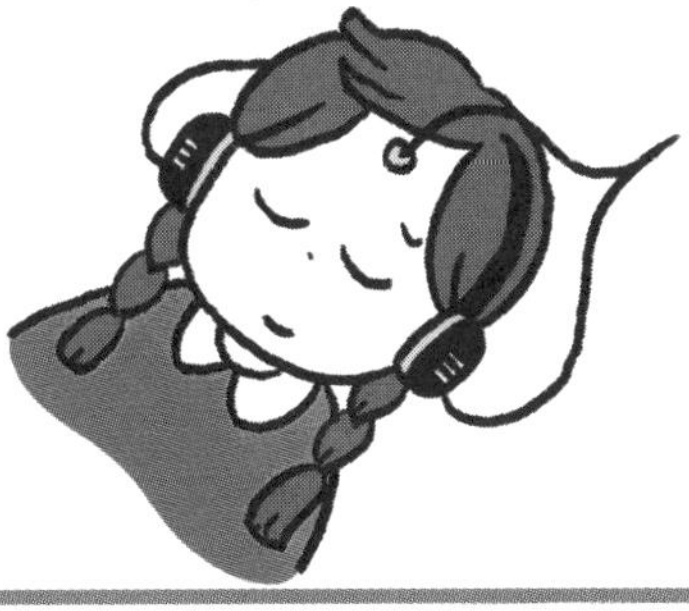

音の大きさは振動の振れ幅で変わり、振れ幅が大きいほど音は大きくなります。

APDの場合、聴覚検査では異常が認められません。異常が認められる場合には、APD以外の難聴と考えられます。

検査のいろいろ②

# 聞こえが良好なら「聞きとる力」を調べる

聞きとりにくさが強いものの聴覚検査で異常はなく、ＡＰＤが疑われる場合には、聞きとる力、つまり聴覚がとらえた情報を適切に処理する力がどの程度あるのかを調べていきます。

## 聞きとる力を調べる

APDが疑われる場合には、聴覚情報処理検査といわれる各種の検査がおこなわれます。セルフチェック用のテスト音源も参考にしてください。

### 両耳分離聴検査
(→P22テスト音源1)

左右の耳で異なる言葉（単音節・単語・文などの検査法がある）を聞きます。両耳に注意を向け、聞こえた言葉を両方とも復唱したり、右（または左）の耳から聞こえた言葉を復唱したりします。APDの場合、両耳とも正答率が低かったり、片耳の正答率が低かったりします。

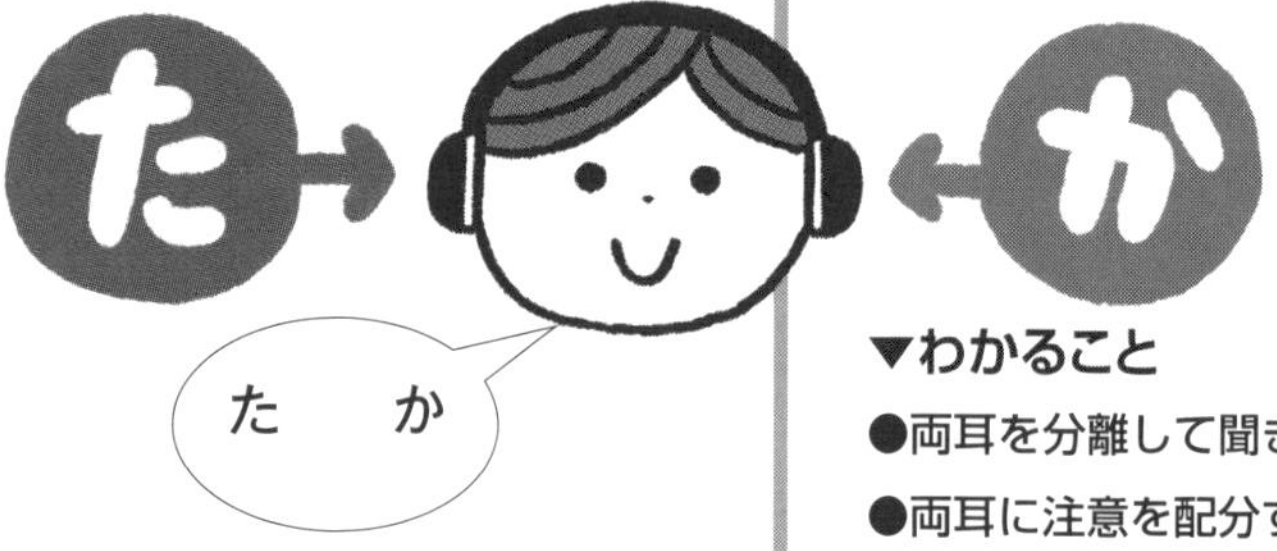


**▼わかること**

- ●両耳を分離して聞きとる能力
- ●両耳に注意を配分する能力

## ＡＰＤの症状を知るための検査

聞こえた音声を言葉として理解するためには、左右の耳から入る聴覚情報にバランスよく注意を向け、注意深く聞き分け、統合するといった能力が必要です。そこで、ＡＰＤかどうか判断するうえで実施されるのが、聴覚情報処理検査（ＡＰＴ、学苑社）と総称される各種の検査です。ＡＰＤの症状が強い場合、これらの検査で聞きとりにくさが再現されます。

ただし、聴覚情報処理検査の結果だけで、ＡＰＤかどうか判断されるわけではありません。症状の背景にある要因を探るためには、発達面、心理面でどのような状況にあるかなども見ていく必要があります。

## 複数音声下聴取検査
### (→P22テスト音源2)

3方向から、それぞれ異なる文章が同時に聞こえます。そのうち、頭の中心で聞こえてきたものや、右耳だけなど、指示された方向から提示されたものだけを聞きとります。

**▼わかること**

- ●3つの文から1文を取り出す力(注意の選択性)
- ●1方向に注意を向ける力(音源定位)

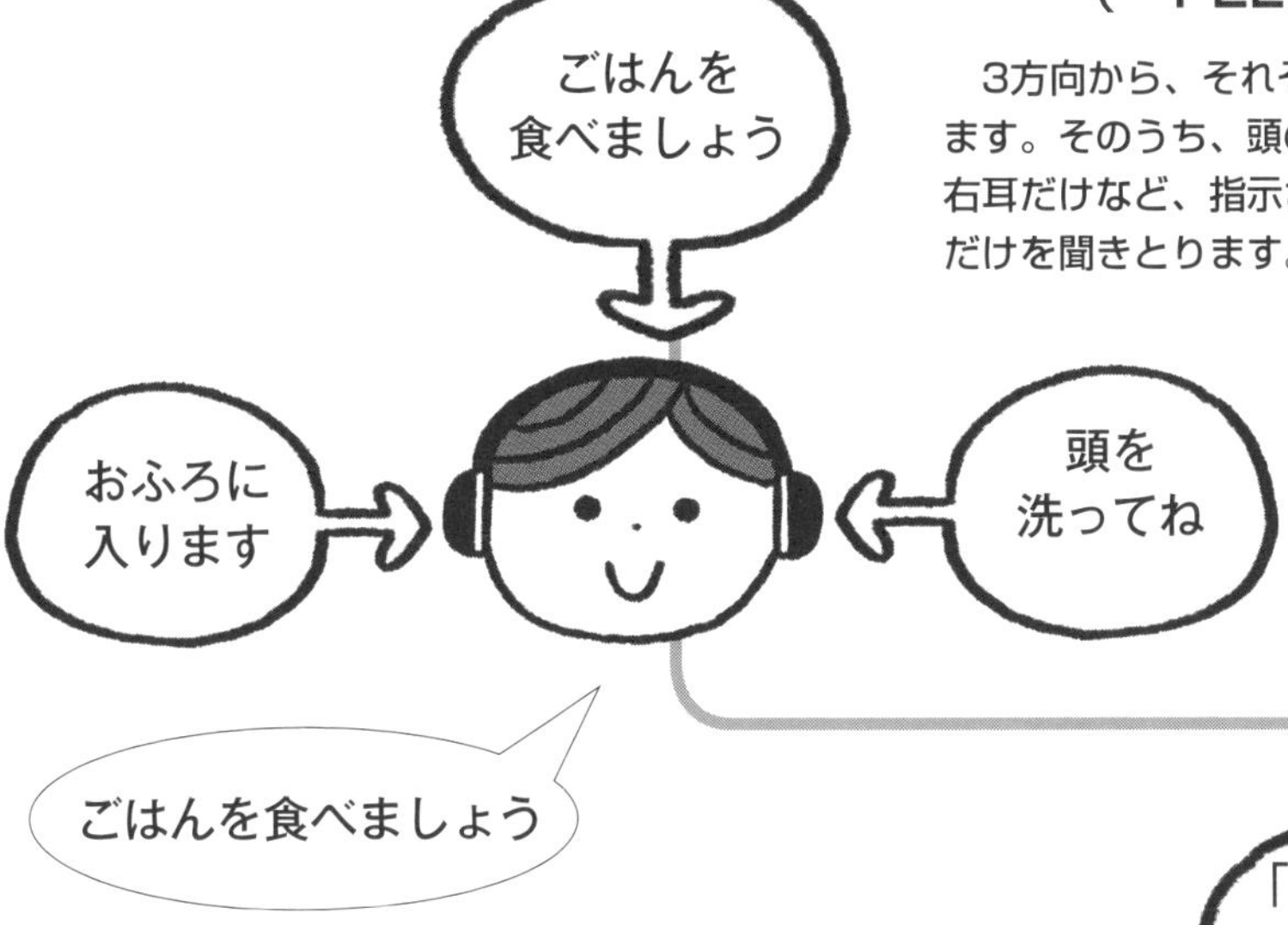


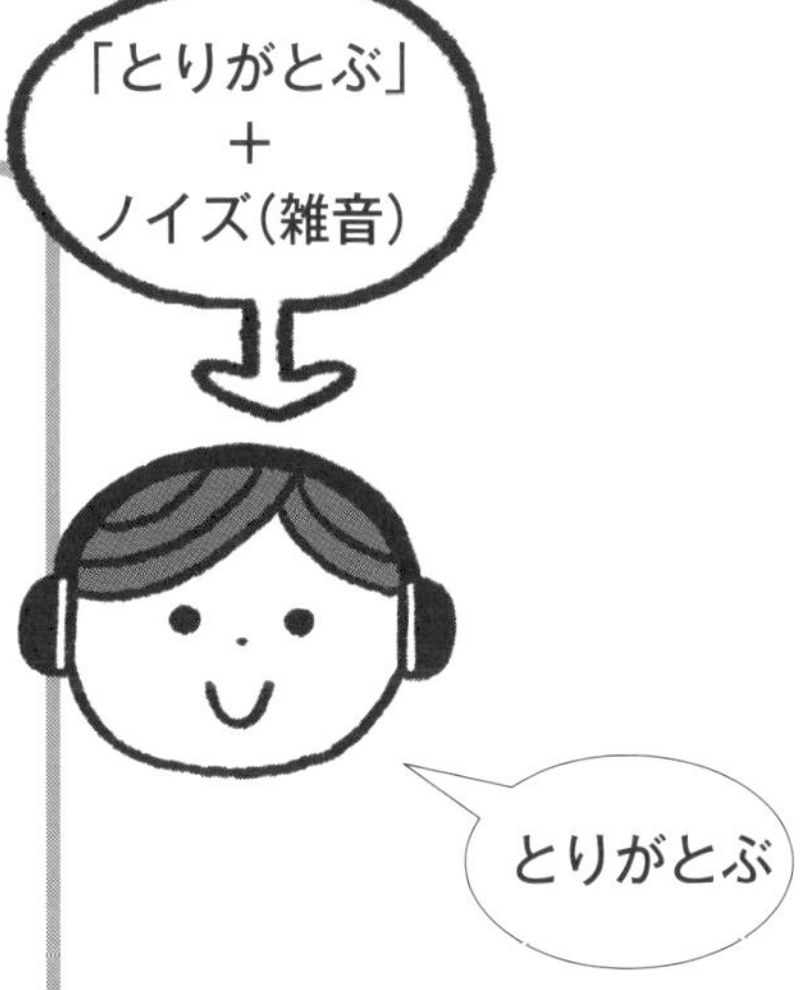

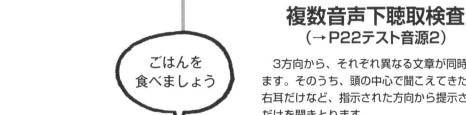


## 雑音下聴取検査
### (→P22テスト音源3:S/N-6dB条件)

雑音のなかで、言葉を聞きとれるかどうか確かめる検査です。APDの場合、雑音下での聞きとりが難しくなります。

「S/N」とは、聞きたい音声(信号:シグナル)と雑音(ノイズ)の大きさの比率のこと。シグナルとノイズの比率を変えて検査をおこない、各S/Nでの正答率を算出することで、どれくらいの雑音があると聞きとりが困難になるか、どれくらいなら聞きとりやすいかを調べていきます。

**▼わかること**

- ●背景雑音のなかから聞きたい言葉を選択・聴取する力



【P22の解答】テスト音源1:(左耳)ベッドで寝る、(右耳)かみを切る/テスト音源2:(頭の真ん中で聞こえる言葉)お皿を割る、(右耳)人が来る、(左耳)雨が降る/テスト音源3:魚を釣る

**軽度難聴**

# ごく軽い難聴でも聞きとる力は低下する

ごくわずかな聴力の低下でも、聞きとりには大きな影響が現れます。実際、「APDではないか？」と心配している人に、軽度の難聴が見つかる例は少なくありません。

### 軽度難聴（25～39dB）

一般に会話時の声の大きさは40～60dB程度とされます。聴力レベルが正常範囲（25dB未満）を下回っていても、40dB程度まで聞こえていれば、通常の会話で不自由を感じることは少ないでしょう。しかし、小さな声や騒がしい環境での会話は聞きとりにくくなりがちです。

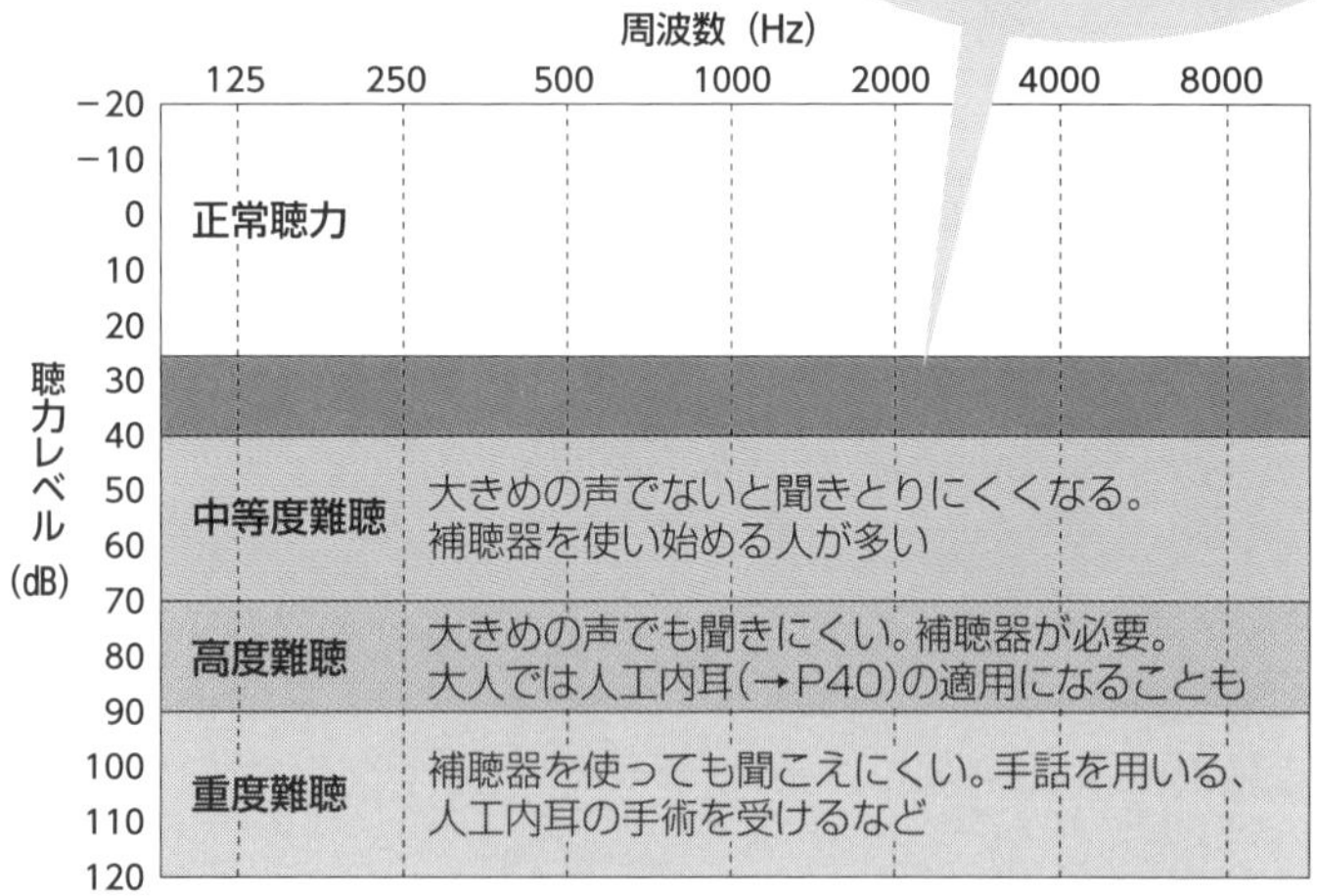

周波数（Hz）
125
250
500
1000
2000
4000
8000
聴力レベル（dB）
－20
－10
0
10
20
30
40
50
60
70
80
90
100
110
120
正常聴力
中等度難聴
大きめの声でないと聞きとりにくくなる。
補聴器を使い始める人が多い
高度難聴
大きめの声でも聞きにくい。補聴器が必要。
大人では人工内耳(→P40)の適用になることも
重度難聴
補聴器を使っても聞こえにくい。手話を用いる、
人工内耳の手術を受けるなど


### APDに似た症状がみられる

軽度の難聴や片側のみの難聴は、かなりの程度、聞こえています。そのため「聞こえるけれど、聞きとりにくい」というAPDの症状が当てはまるようにも感じられます。

### 「異常なし」でも聞きとりに影響することも

これまで聴力の低下を指摘されたことがなくても、調べ直すと軽度の難聴があったり片耳だけ聞こえが悪かったりする場合があります。

学校や職場の健康診断で実施される聴力検査では、多くの場合、一〇〇〇ヘルツで三〇デシベル、四〇〇〇ヘルツで子どもは二五デシベル、大人は四〇デシベルの音が聞こえれば、異常なしとしています。しかし、これらの検査音がかろうじて聞こえる程度の聴力レベルだと、聞きとりにくさを感じる人もいます。

気がかりな症状があれば、現時点での正確な聴力を確認し、聞こえの悪化がみられるようなら、難

聴として対応していくようにします。

## 一部の音域のみ聞こえにくくなることも

騒音の大きな職場で働いている人などに生じるおそれのある「騒音性難聴」は、蝸牛の有毛細胞が、音の衝撃で損傷を受けることで発症します。2000～4000Hzの高さの音が聞こえにくくなり、聞きとりにも影響します。

毎日のように、大音量の音楽などをヘッドホンで聴いている場合にも、同様の変化が生じるおそれがあります。難聴を自覚しないまま、聴力が低下している場合があります。

**▼騒音性難聴の聴力図の例**

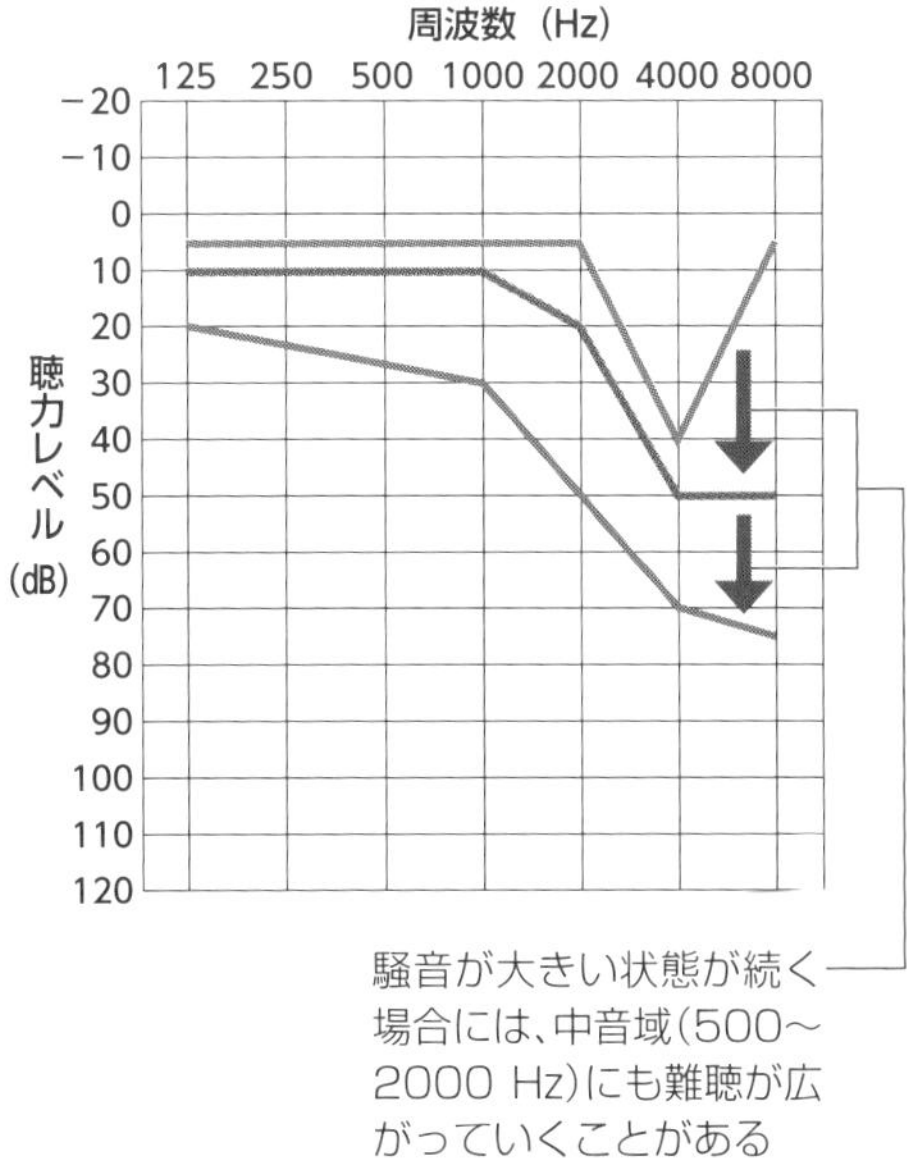
周波数（Hz）
125 250 500 1000 2000 4000 8000
−20 −10 0 10 20 30 40 50 60 70 80 90 100 110 120
聴力レベル（dB）
騒音が大きい状態が続く場合には、中音域（500～2000 Hz）にも難聴が広がっていくことがある

## 一側性難聴

先天的に、あるいは突発性難聴や、急性低音障害型感音難聴など、後天的な耳の病気で、片耳の聞こえだけがいちじるしく悪くなることがあります。

雑音が多いところでの聞きとりが難しくなるなど、APDによく似た症状を示します。

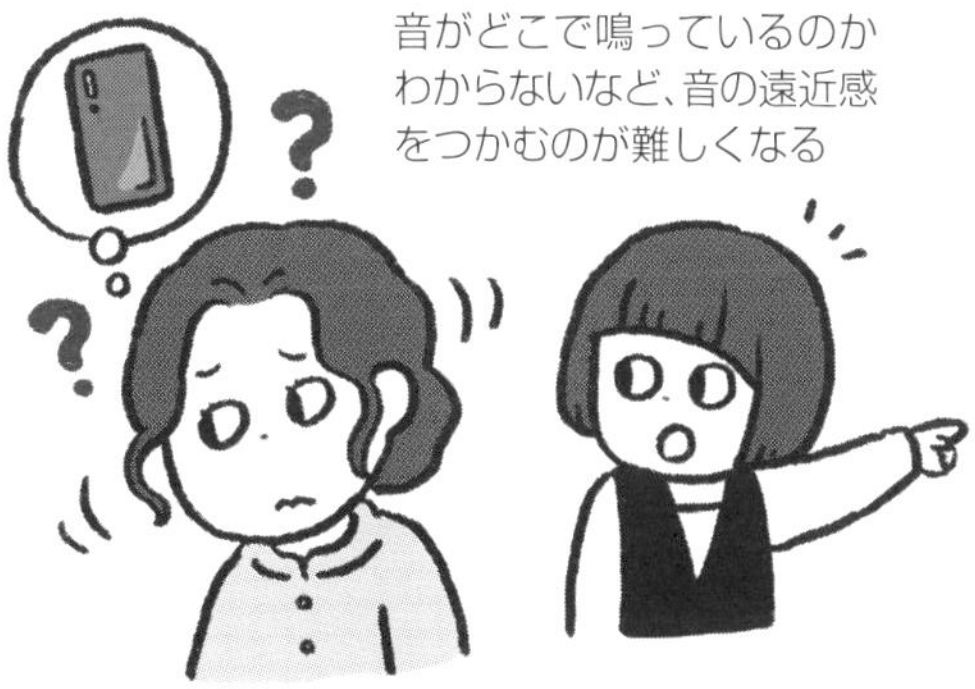
音がどこで鳴っているのかわからないなど、音の遠近感をつかむのが難しくなる

## 普及が進む「新生児聴覚スクリーニング検査」

現在、国の方針として、新生児を対象に先天性の難聴を早く見つけるための聴覚検査が広く実施されています。他覚的に聴力の確認が可能な耳音響放射（OAE）検査か、自動ABR検査（ABR→P33を簡易化した検査）が用いられます。

ただし、広く実施されるようになったのは2007年以降で、今なお実施率は100%ではありません。

**加齢性難聴**

# 年齢の影響で聞きとりにくさが増すことも

加齢の影響は、「聞こえ」「聞きとり」のあらゆる面に及びます。年齢が高くなってから聞きとりにくさを感じるようになった場合には、APDとは区別して考える必要があります。

## 「聞こえ」の低下は30代から始まっている

病的な原因がなくても、30代に入ると聴力は徐々に低下していきます。加齢による聴力の低下は、通常、高音域から始まります。個人差はありますが、年齢が高くなるほど聞こえは悪くなる傾向がみられます。

### 高い音域が聞こえにくい

小さな音は聞こえにくく、とくに高い音の聞きとりにくさが増します。女性の声、子どもの高い声が聞きづらいと感じる場合もあります。

### ▼日本人の年齢別平均聴力

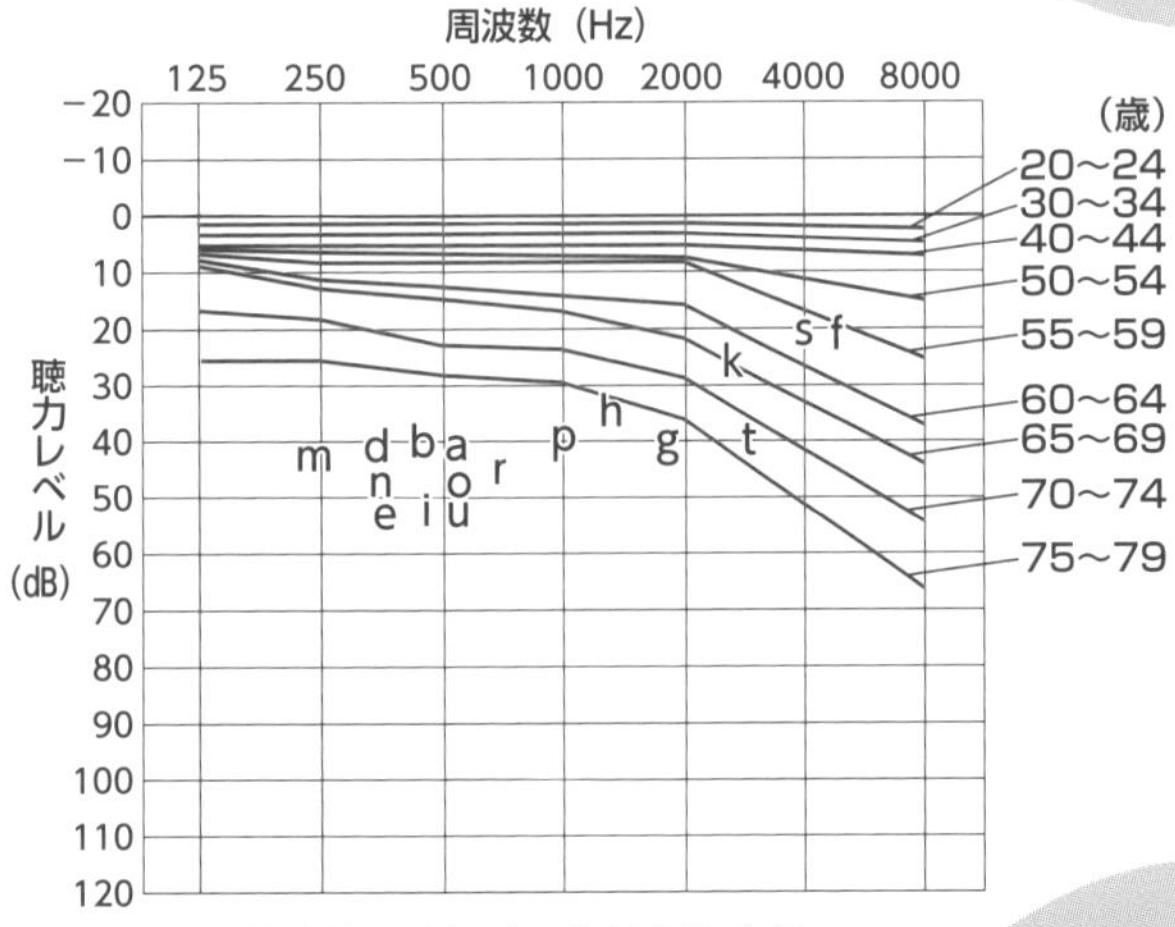

周波数（Hz）
125 250 500 1000 2000 4000 8000
−20 −10 0 10 20 30 40 50 60 70 80 90 100 110 120
聴力レベル（dB）
（歳）
20～24
30～34
40～44
50～54
55～59
60～64
65～69
70～74
75～79
m d n e b i a o u r p h g k t s f


（日本聴覚医学会編『聴覚検査の実際　改訂4版』を参考に作成）

### 子音が聞こえにくくなる

摩擦音や破裂音などの周波数は高いため、さ行、か行、た行の語音が聞きとりにくくなることがあります。

### 聞き間違いが増える

しろい（白い）とひろい（広い）、たかな（高菜）とさかな（魚）のように、子音の聞き間違いが増えたりします。

## 加齢性難聴が起こる理由

加齢以外にこれといった原因がなく生じる難聴は、「加齢性難聴」といわれます。聴力が低下するだけでなく、言葉の聞きとりも悪くなります。耳だけでなく脳の働きも、若い頃と同じようにはいかなくなることが影響していると考えられます。

### 中枢性の変化

ものごとに注意を向けたり、直近の出来事を記憶したりするような認知機能が低下していくことも、聞こえ・聞きとりのシステムがうまく働かなくなる要因の一つと考えられます。

早口で話された言葉や、雑音のなかでの聞きとりも悪くなります。

＋

### 末梢の変化

難聴をまねく主な原因は、音を電気信号に変える蝸牛の有毛細胞の老化が影響しています。しかし、それだけではなく、信号を脳に伝える聴神経、耳の組織を養う血管など、あらゆるところに加齢性の変化が生じることが、機能低下の一因となります。

### 蝸牛に起こる変化

蝸牛の有毛細胞の数が減ったり、毛が抜け落ちたりすると、音の情報をうまく脳に送ることができなくなります。

有毛細胞は、入り口に近い位置にあるほど振動を受けやすく、それだけ消耗が進みやすいといえます。高い音は蝸牛の入り口側、低い音は蝸牛の奥側で感知されるため、加齢性の変化では、まず高い音が聞こえにくくなっていくのです。

聞こえが悪くなっていると自分では思わず、家族から指摘されて気づくことも

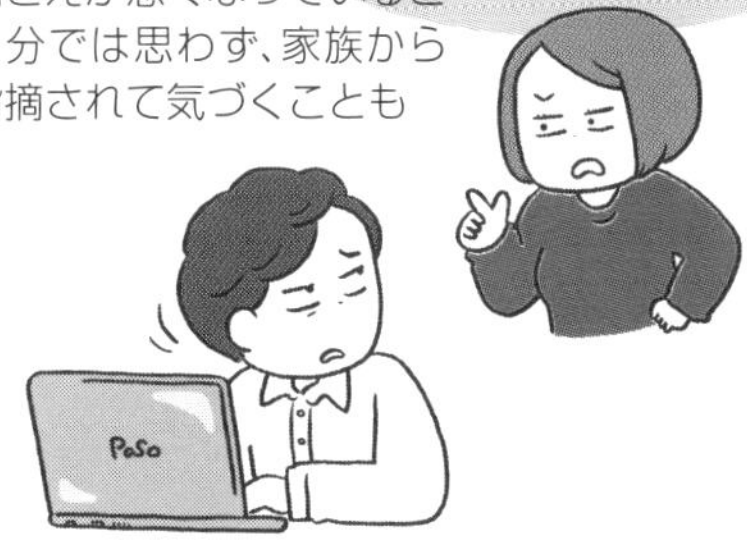


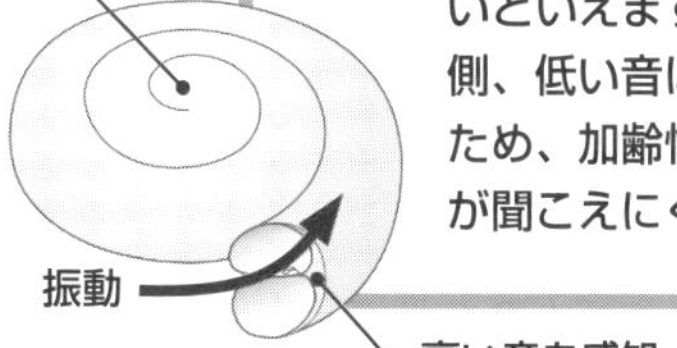


## 難聴が進まないうちに対応を始めよう

年齢とともに生じる聴力の低下は、だれにでも起こりうる避けがたい変化です。三〇歳くらいになると、いわゆる「モスキート音」（蚊の飛ぶような音）が聞こえなくなるのもその現れです。もっとも人の話し声は五〇〇～四〇〇〇ヘルツを中心に分布しているので、一万七〇〇〇ヘルツ前後のモスキート音が聞こえなくなったからといって、聞きとりに支障はありません。

しかし、聞こえにくい音域が広がれば、確実に影響します。

中年世代になってから「聞きとりが悪くなった」と感じている場合には、早めに耳鼻咽喉科で相談してみましょう。明らかな病気などがなければ、「加齢性難聴」として、難聴の程度が重くならない前に対応することが大切です。

ＡＰＤにくらべ、対応できる専門家は多くいます。補聴器の装用を含め、聞こえを改善するための対策を始めましょう。

COLUMN

# 難聴があれば「聞こえ」の改善をはかる

## 難聴の程度が軽くても補聴器の装用は有効

聞きとりにくさが難聴によるものであれば、よく聞こえるようにするのがいちばんの対応法です。

難聴の原因によっては、治療により聴力が回復することもありますが、失われた聴力は元に戻らないことも少なくありません。その場合には、補聴器の装用が検討されます。

難聴の程度が軽い場合、まだ補聴器を使うほどではないと判断されることもあるようです。しかし、「聞きとりにくい」という自覚があるならば、試してみる価値はあるでしょう。耳に入る音が少し大きくなるだけで、ぐんと聞きとりやすさが増す例もあるからです。

なお、聴力を回復するには「人工内耳」を埋め込む方法もあります。ただし、この方法は難聴の程度が高度あるいは重度で、補聴器では聞こえが改善しない場合に限られます。APDの疑いがある人、つまり「（ある程度は）聞こえる」人には当てはまらない方法です。

### 補聴器

ひと昔前の補聴器は、マイクが拾う音すべてが大きく聞こえ、難聴の程度が軽い場合、雑音のほうが気になるということもありました。しかし、最近は補聴器の性能が向上し、小さな音を大きくするだけでなく、大きすぎる音は小さくするような機能、雑音を抑える機能などを備えた製品が増えています。

40dB未満の軽度難聴の場合でも、使いやすくなっています。

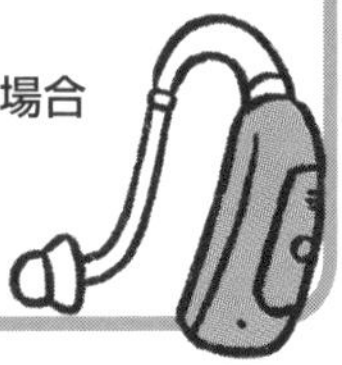

### 人工内耳とは？

体内に埋め込む装置や電極、音を集めて電気信号に変換する装置などから成る、内耳の働きを肩代わりするシステム。耳の後ろに埋め込んだ装置から、蝸牛内に入れた電極に音の情報が送られ、そこから聴神経を介して脳に信号が伝わることで、聞こえるようになります。

# 第3章
# APDの原因と対応の基本

聞こえは良好で、言葉も理解できているのに人の話は聞きとりにくい
——こうしたAPDの症状は、「聞きとり」に必要な力が
十分に発揮されていないことの現れです。
聞きとりに必要な力とはなにか、なぜ妨げられているのか。
それがわかれば、対応のしかたも見えてきます。

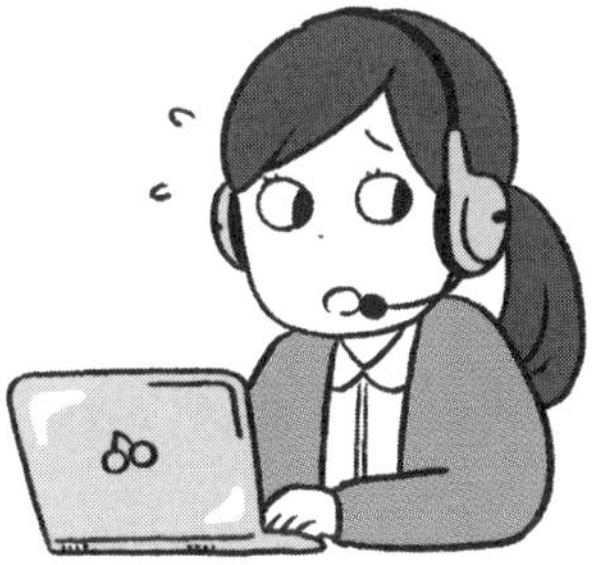

聞きとりの特徴①

# 「聞きとる力」には脳の五つの働きがかかわる

「聞きとり」は脳の仕事です。人の話を正確に聞きとるためには、脳がその能力を十分に発揮する必要があります。

## 聞きとりに必要な5つの要素

脳が「聞きとる」という仕事をするために必要な要素は、大きく5つに分けられます。そのどれが欠けても、聞きとりにくさが生じます。

### 注意(集中力)

耳にはさまざまな音が流れ込んできます。そのなかから、注意を向けたものだけが言葉として認識されます。

注意は4つに分類され、そのどれが欠けてもAPDの症状につながります。

**▼注意の4タイプ**

選択的注意：感覚器官がとらえた情報のどれに注意を向けるか、選びとる力

持続的注意：注意を持続させる力。いわゆる集中力

分配的注意：いくつかのことに同時に注意を向ける力

注意の転換：注意の矛先を適宜切り替えられる力

**「注意」が自然な音量調整をもたらす**

聞きとりに問題がない人は、パーティー会場など、人のざわめきが大きいところでも、相手の話を聞きとろうと注意を向けると、相手の言葉は大きく、周囲の騒音は小さく聞こえてきます。「カクテルパーティー効果」といわれ、「選択的注意」が働いていることの現れです。

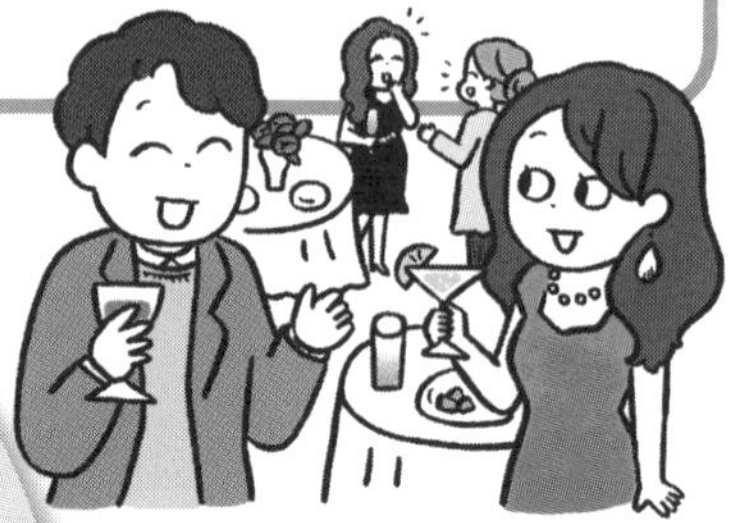

### 記憶(ワーキングメモリ)

一般に「記憶力がいい」といわれるようなもの覚えのよさと、聞きとりに必要な記憶の働きは少し違う面があります。聞きとりに必要なのは、ワーキングメモリ（作業記憶）といわれるもの。話の文脈を追うときに必要な、相手の話の一部を覚えておく力です（→P46）。

ワーキングメモリの働きが弱く、聞いたそばから忘れてしまうと、なんの話をしているのか理解できなくなります。

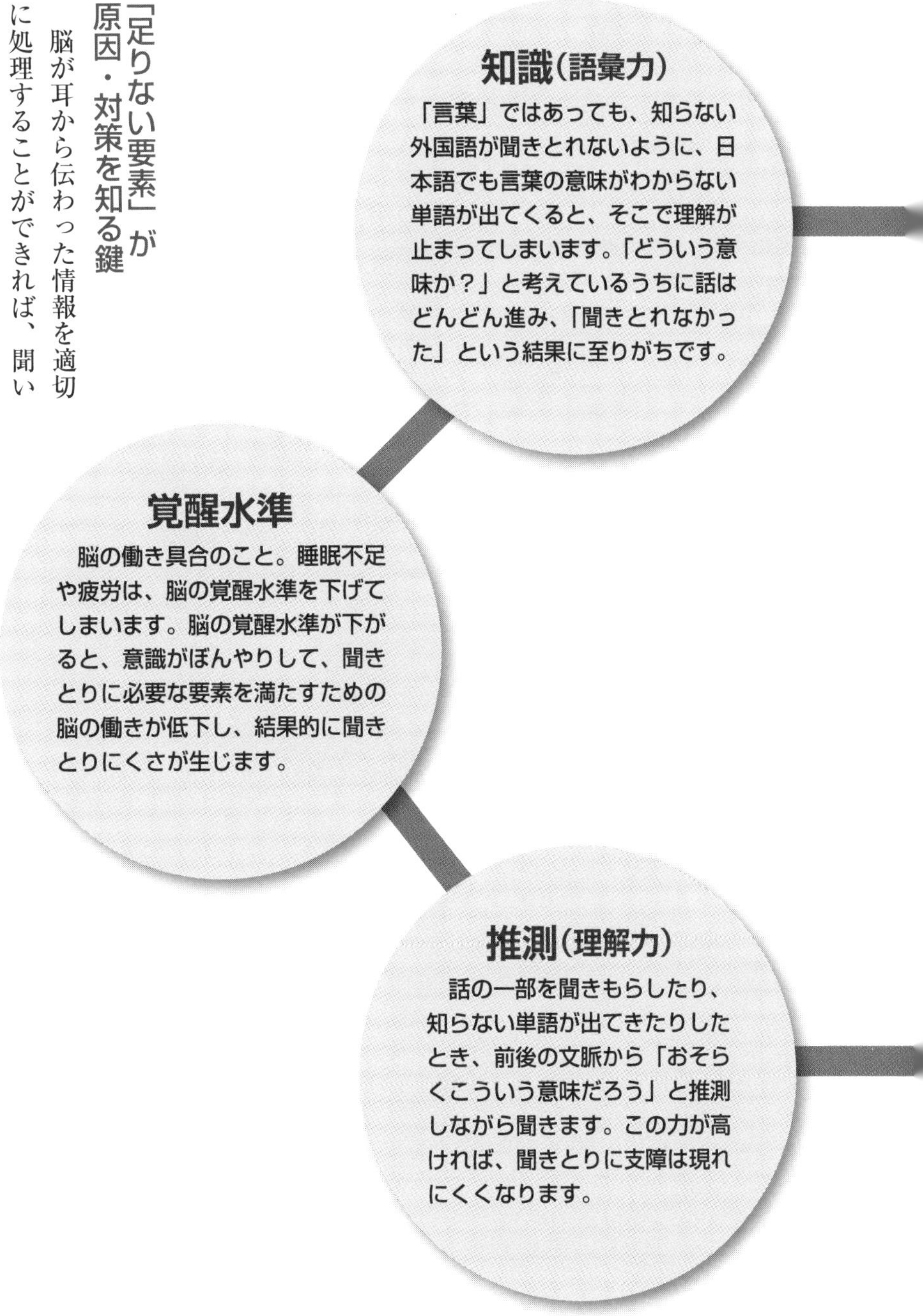
知識（語彙力）
「言葉」ではあっても、知らない外国語が聞きとれないように、日本語でも言葉の意味がわからない単語が出てくると、そこで理解が止まってしまいます。「どういう意味か？」と考えているうちに話はどんどん進み、「聞きとれなかった」という結果に至りがちです。
覚醒水準
脳の働き具合のこと。睡眠不足や疲労は、脳の覚醒水準を下げてしまいます。脳の覚醒水準が下がると、意識がぼんやりして、聞きとりに必要な要素を満たすための脳の働きが低下し、結果的に聞きとりにくさが生じます。
推測（理解力）
話の一部を聞きもらしたり、知らない単語が出てきたりしたとき、前後の文脈から「おそらくこういう意味だろう」と推測しながら聞きます。この力が高ければ、聞きとりに支障は現れにくくなります。

## 「足りない要素」が原因・対策を知る鍵

脳が耳から伝わった情報を適切に処理することができれば、聞いた言葉を正確に理解する、つまり聞きとることができます。「言葉の知識」があり、そのうえで、「注意・集中して聞く」「聞いたことを記憶する」「聞きながら内容から推測する」といった働きを脳が十分におこなえる状態なら、「聞きとる力」は高いといえます。

聞きとりにくさは、聞きとる力を成り立たせている要素のなにかが不足していることの現れです。足りない、弱い面がどこか、それを補うにはどうしたらよいかを考えていくことが、原因を知り、対応を考えていくための基本となります。

# 聞いてわかるは、見てわかるより難しい

APD以外の障害をあわせもっていなければ、困るのは聞きとりだけで、読み書きに問題はありません。「聞く」のと「見る」のとで、なにが違うのでしょうか?

### 「聞いてわかる」は難しい

話を正確に聞きとるには、高いレベルの注意力や判断力が必要です。

### 高いレベルの「注意」が必要

話を聞いて理解するためには、注意・集中が欠かせません。少しでも聞きもらすと、意味がわからなくなってしまうことも。その場で聞き返すことができなければ、わからないまま話が進んでいきます。

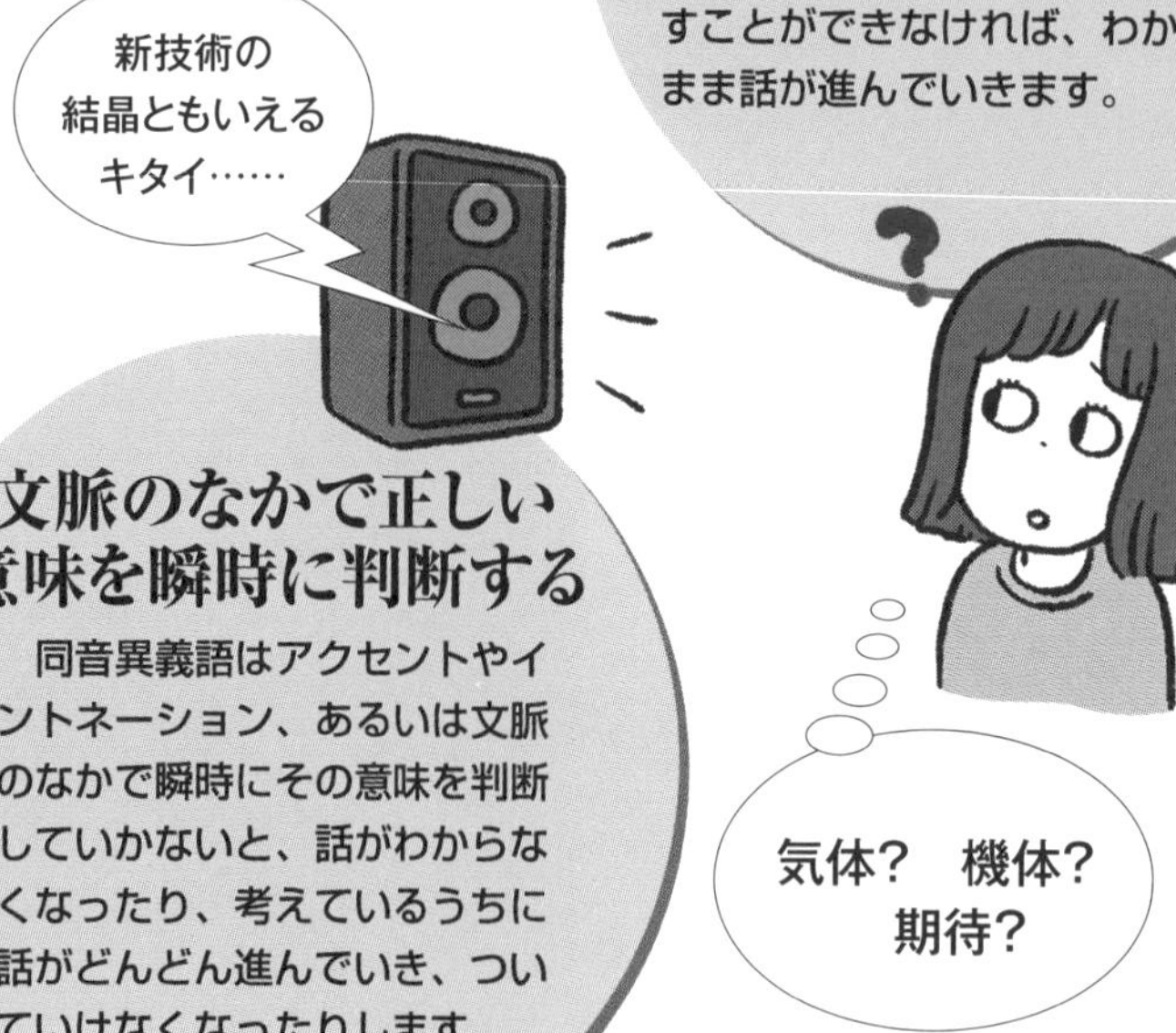
新技術の
結晶ともいえる
キタイ……
気体?　機体?
期待?

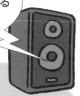

### 文脈のなかで正しい意味を瞬時に判断する

同音異義語はアクセントやイントネーション、あるいは文脈のなかで瞬時にその意味を判断していかないと、話がわからなくなったり、考えているうちに話がどんどん進んでいき、ついていけなくなったりします。

## 聴覚を通じた情報の理解は、難易度が高い

私たちが外界から得る情報の多くは、視覚でとらえたもの。次に多いのが聴覚だといわれます。

視覚も聴覚も注意が向かないと認知されないという点は共通します。しかし、たとえば、ある話を理解しようとするとき、文字や絵などでその話が描写されていれば、何度でも見返すことができます。

一方、その話を語る声の情報は流れ去っていきます。言葉の意味、理解には瞬時の判断が必要で、一瞬でも注意がそれたり、注意を向けるタイミングが遅れたりすると、話全体が理解できなくなることもあります。外国語を読むのはなんとかなるけれど、リスニング問題が苦手という人は、こうした状態

がよく理解できるでしょう。

聴覚を介した情報の理解・記憶は、視覚のそれと比較すると、より難易度が高いため、「うまくできない」という悩みが生じやすいのだと考えられます。

## 「聞いただけで覚える」のはさらに困難

「ちゃんと言ったのに、聞いてなかったの!?」——APDがある人は、しばしばそうした言葉を投げかけられます。「言われただけ」のことを覚えておくのは、かなりの難しさがあります。

### 記憶の容量には限りがある

人が一度に覚えられる記憶の容量には限りがあります。とくに話を聞くときに働くワーキングメモリ（作業記憶）が扱えるのはごくわずかです。不要な情報、必要な情報を瞬時に判断し、処理していく必要があります（→P46）。

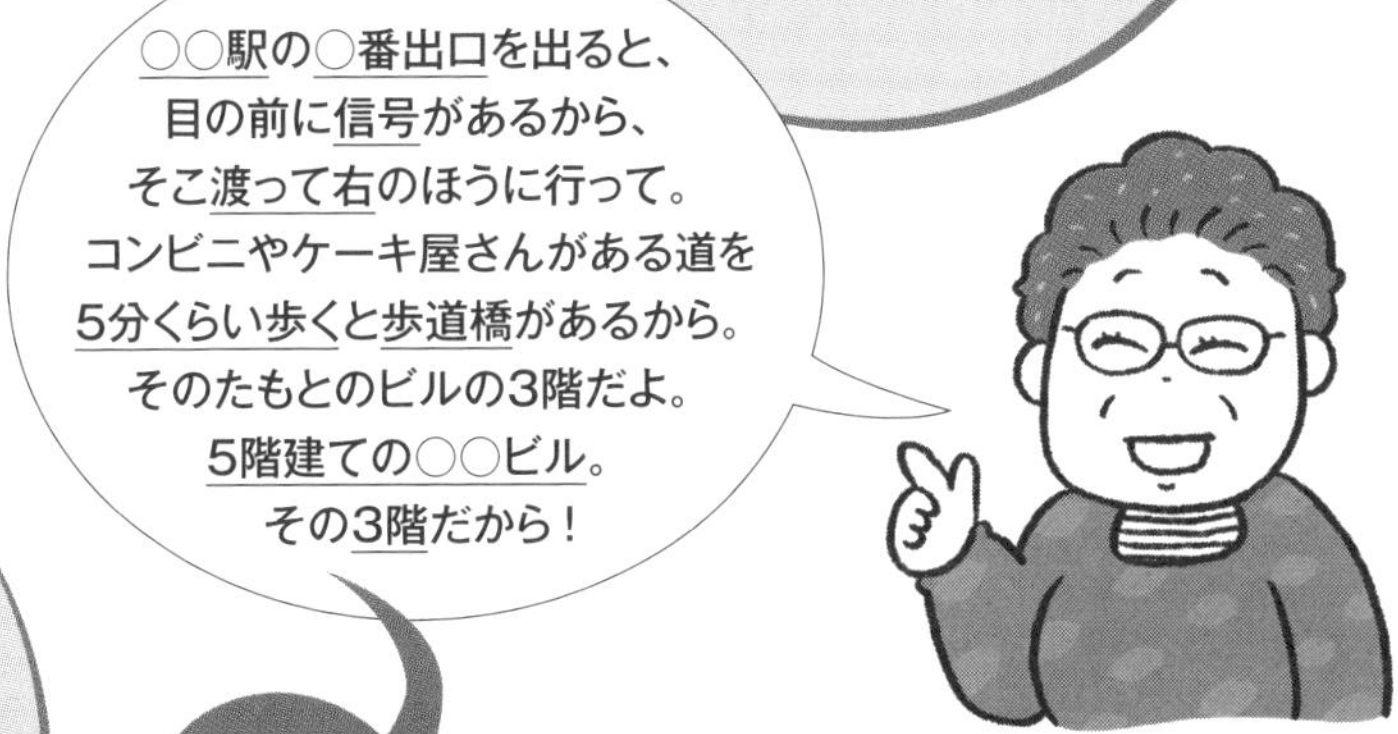
○○駅の○番出口を出ると、
目の前に信号があるから、
そこ渡って右のほうに行って。
コンビニやケーキ屋さんがある道を
5分くらい歩くと歩道橋があるから。
そのたもとのビルの3階だよ。
5階建ての○○ビル。
その3階だから！

初めての場所を訪れるのに、一度、道順を聞いただけでたどりつくのは難しい。右記の例の場合、下線部分が覚えておくべき情報であるが、その量自体が多すぎる

### 覚えるためには技術が必要

聞いた話を頭のなかでイメージ化するのが上手な人、関連する情報を一つのかたまりにする技術にたけている人は、「聞いて覚える」ことも得意です。

そうした覚える技術がないと、聞いただけではなかなか覚えていられません。

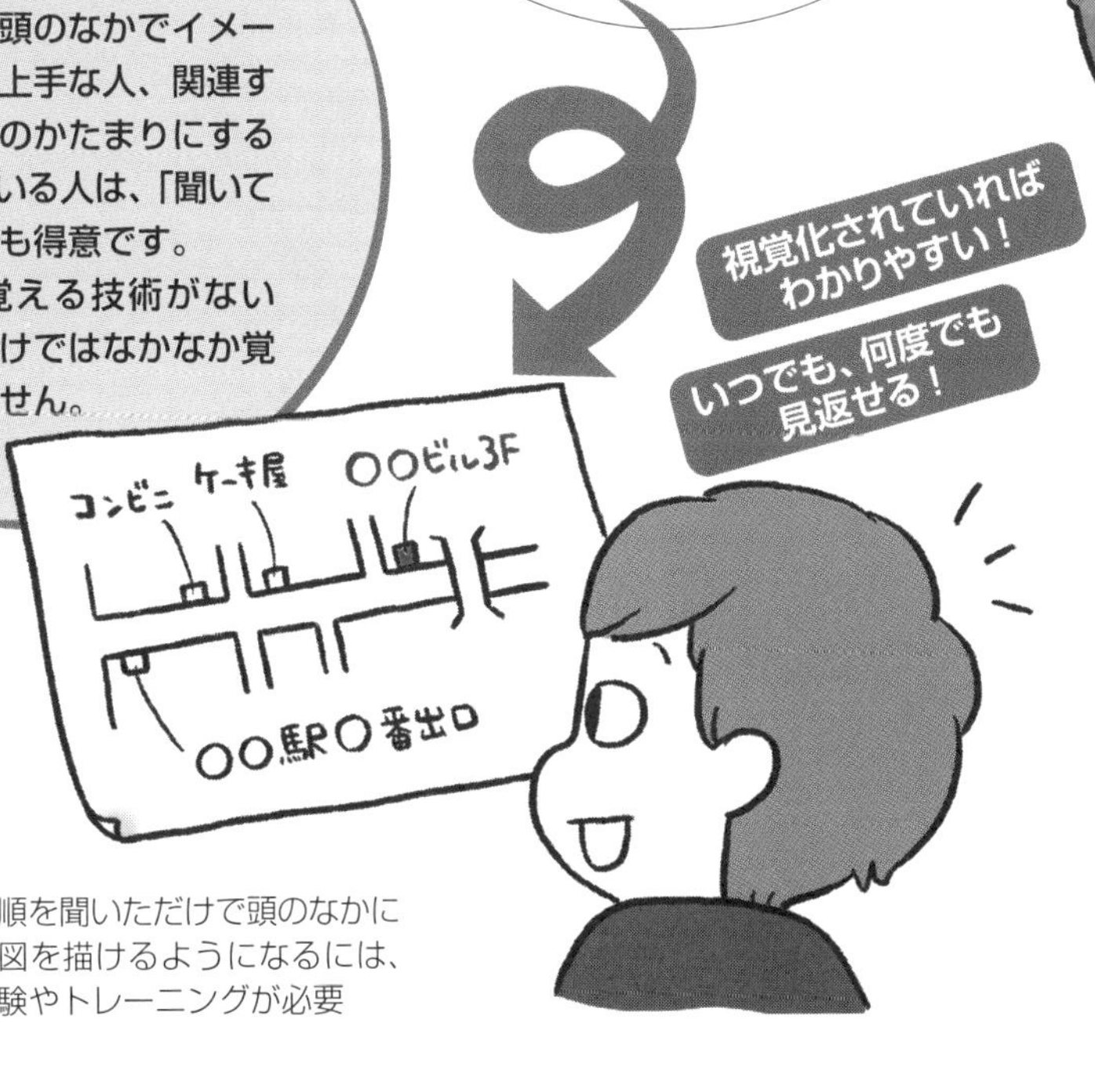
視覚化されていればわかりやすい！
いつでも、何度でも見返せる！
コンビニ
ケーキ屋
○○ビル3F
○○駅○番出口

道順を聞いただけで頭のなかに地図を描けるようになるには、経験やトレーニングが必要

# ワーキングメモリの働きによるところが大きい

話を聞きとるために記憶の働きが欠かせません。とくに重要なのは「記銘」といわれるプロセスです。記銘に必要なワーキングメモリの働きが聞きとる力に大きくかかわっています。

## 思い出や知識とは異なる脳の働き

ワーキングメモリは作業記憶ともいわれますが、思い出や知識といった形で頭に残る「記憶」とは、少し違います。なにかをしようとしているとき、その作業の遂行に必要な情報を一時的に置いておく頭のなかの作業台と、そこでおこなわれる作業を合わせてワーキングメモリと呼んでいます。

聞きとりという作業には、ワーキングメモリの働きがとても重要です。次から次へと飛び込んでくる「言葉の情報」をうまくキャッチし、取捨選択して片づけていくことができれば、聞いた話を理解し、覚えていられます。そのどこかでつまずくと、聞きとりは難しくなるのです。

### 「聞きとり」と「記憶」の関係

記憶は脳の重要な認知機能の一つ。記憶の成り立ちは3段階に分けられます。このうち、聞きとりに重要なのは最初の「記銘」であり、記銘のためのシステムが「ワーキングメモリ」といわれるものです。

**▼記憶の成り立ち**

**記銘＝覚える**
脳に入ってきた情報を選択し、整理しながら取り込む

**保持＝覚えておく**
取り込んだ情報を見つけやすいところにしまう

**想起＝思い出す**
しまっておいた情報を取り出す

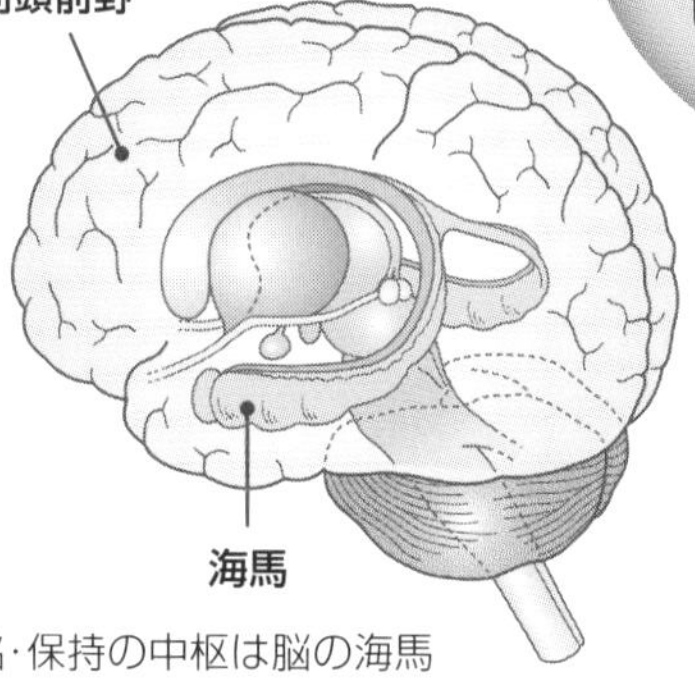

記銘・保持の中枢は脳の海馬だが、ワーキングメモリは前頭前野の働きの一つ

## 「ワーキングメモリ」が働く

相手の話を聞きとろうとするとき、短文ならともかく、ある程度長い話になれば、話し手が発する言葉のすべてを覚えていられるわけではありません。話の意図をくみ取りながら、文脈の理解に必要な言葉だけは心にとどめ、不要な言葉は捨て去るという作業が絶え間なくくり返されています。これが「ワーキングメモリ」の働きです。

情報が届くと、保持されている記憶と照らし合わせながら、取捨選択される

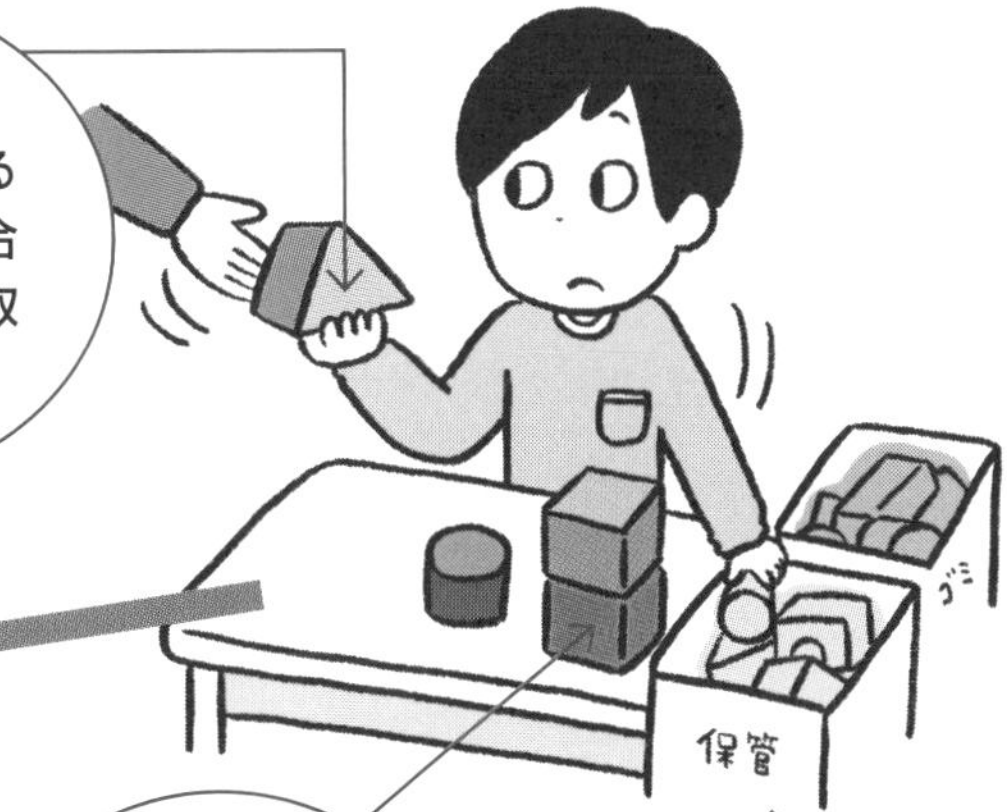


残しておくべき情報はひとまとめにされ、片づけられる

記銘、必要に応じて保持の段階へ

## APDで起きていること

ワーキングメモリがうまく働かないと、聞きとりに支障をきたします。問題のありかは人それぞれですが、いずれもAPDの症状につながりやすくなります。

### 注意がそれる

聞きもらし、聞き落としが多いと、情報そのものを受け取れず、ワーキングメモリが作動しません。

### 作業スペースが小さい

受け取った情報を置いておくスペースが狭いのです。取捨選択・整理ができないまま、作業台からこぼれ落ち、記憶されないままになりがちです。

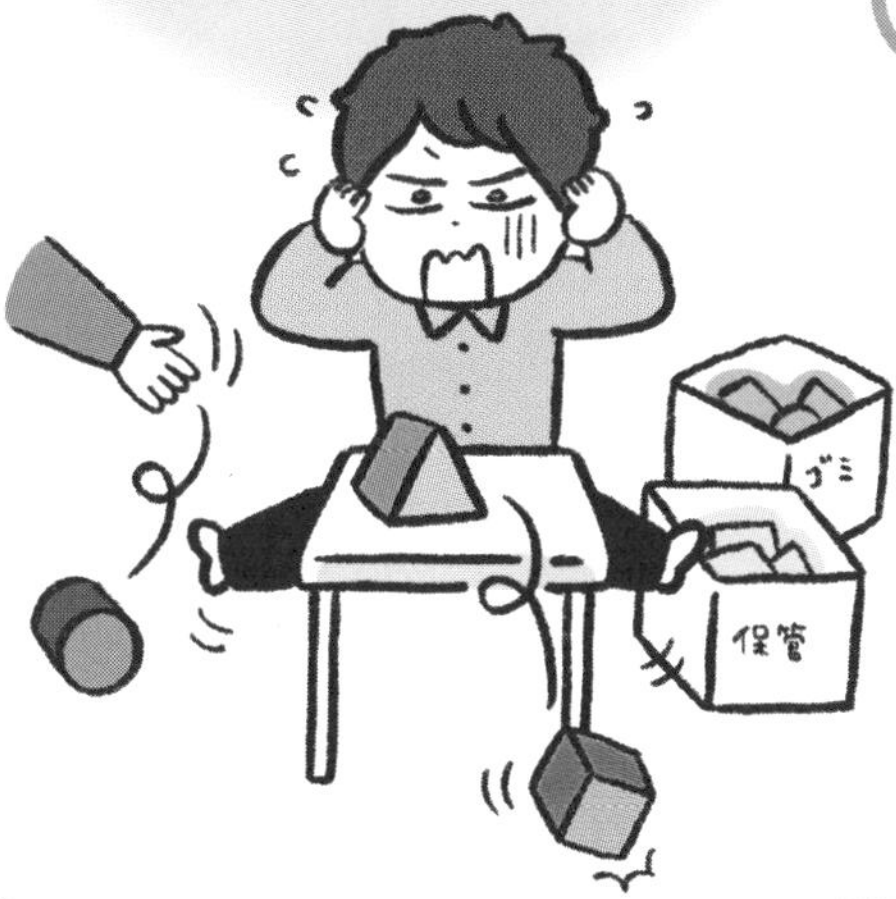


### 片づけスキルがない

受け取る情報が少なければなんとかなりますが、情報量が多いと片づけ作業が追いつかず、結果的に「覚えていない」ことが増えます。

聞きとりにくさの原因①

# 症状のかげにあるものは人によって異なる

「聞こえるが、聞きとりにくい」という症状は同じでも、なぜそのような症状が起きているのかは人によって異なります。症状のかげになにがあるかを知る必要があります。

## 複数の要因の重なりが症状をまねく

APDのかげには、さまざまな要因があります。「○○だから、APDがある」という単純なものではなく、複数の要因が重なり合って症状につながると考えられます。

**▼相談者の背景要因の内訳（成人の場合）**

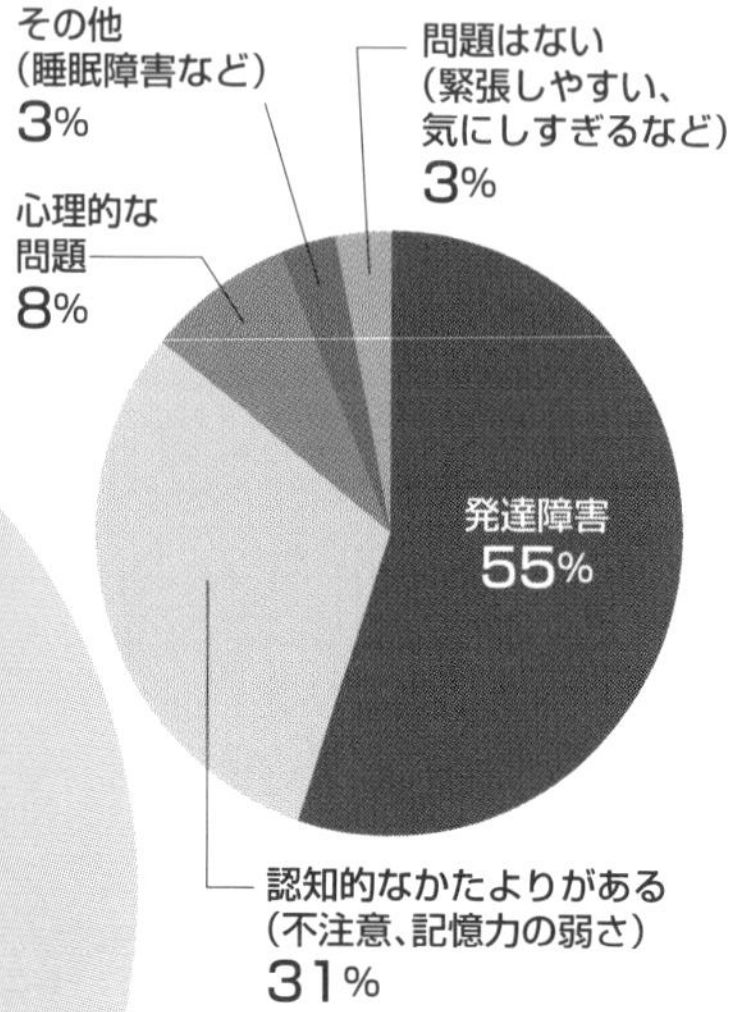

その他（睡眠障害など）3%
問題はない（緊張しやすい、気にしすぎるなど）3%
心理的な問題 8%
発達障害 55%
認知的なかたよりがある（不注意、記憶力の弱さ）31%


言語聴覚センターを訪れた「聞きとり困難」を抱える人のうち、背景要因が明らかになった人のデータ（2006年1月～2019年10月）

## 背景要因

聞きとりは脳の仕事です。脳の働き方に特有の傾向がみられたり、脳になんらかの障害があったりする場合には、聞きとりに影響が生じる可能性があります。

- ●発達障害（→P51）
- ●認知的なかたより（→P50）
- ●心理的問題（→P52）
- ●脳損傷（→P50）
- ●精神疾患（→P53）
- ●幼少期の言語環境（→P63）
- ●原因不明

## 気づく時期は社会に出てからが多い

子どもの頃からある要因だった場合でも、「聞きとりが苦手」と自覚したのは大人になってから、ということはよくあります。仕事の内容、職場の環境などにより、初めて「聞きとりにくさ」が問題になり、それがきっかけで、発達障害の傾向が明らかになることもあります。

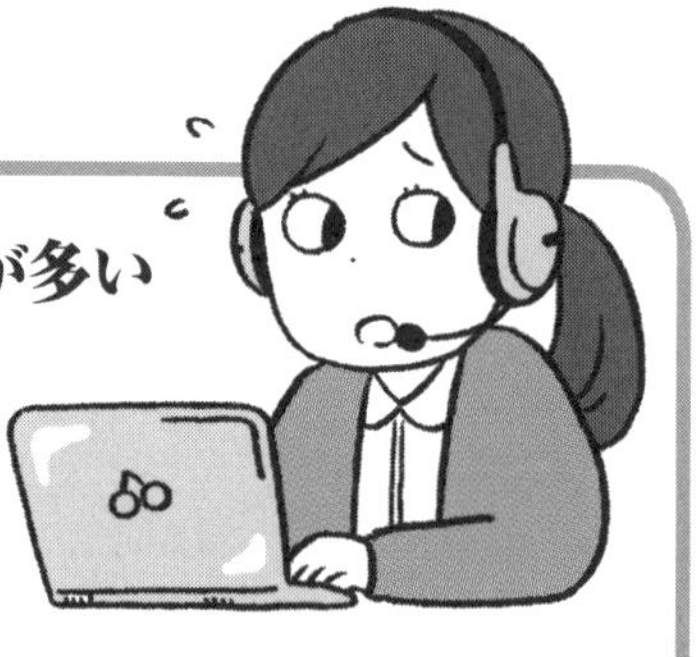

音声対応が必要な職種についたことで、聞きとりに問題を感じるようになったという人も

## 性格特性

　性格特性の分類のしかたはいろいろですが、「YG性格検査（矢田部ギルフォード性格検査）」では、A型（平均型）、B型（独善型）、C型（平穏型）、D型（管理型）、E型（異色型）の5つのタイプに分けられます。

　APDの症状がある人に最も多いのは、C型とされ、素直で従順なタイプといえます。気をつかいすぎたり、過度にがまんしたりしてストレスをためやすいともいえるので、注意が必要です。

　一方で、「聞きとれなくてはダメ」という完璧主義、「聞きとれない自分が悪い」などといった自責感の強さなどがある場合にも、自覚症状を強める傾向がみられます。

## 聴取環境

　話を聞くときの状況、家庭や学校、職場などの環境によって、聞きとりやすさ・聞きとりにくさが変わってきます。

- 雑音が多い
- 話し手が早口であったり、小声であったりする
- マイクを通すなど、声が不明瞭
- 反響しやすい部屋

## APDをまねく原因は一つではない

「聞こえるけれど、聞きとれない」という症状は、脳梗塞《のうこうそく》や脳出血など、脳の病気のあとに生じる「中枢性聴覚障害」の一つとして現れるものとされてきました。しかし、研究が進むにつれて、脳に器質的な異常はないのに同じような悩みをもつ人が多いことが明らかになり、新たに「APD（聴覚情報処理障害）」として、その実態をとらえようという動きになっていきました。

　APDの症状につながりやすいものとして、右に示すような複数の背景要因を挙げることができます。しかし、似たような要因があっても、聞きとりにくさを強く感じる人もいれば、あまり気にならないという人もいます。背景要因そのものの強さ、あるいは性格の傾向、本人が置かれている環境などにより、症状の強さは変わってくるのです。

# 多くは病気ではなく、本人の特性の影響

APDの背景には、脳梗塞や精神疾患など病気がある場合もあります。しかし、病的な要因はなく、生まれながらの傾向、つまり本人の特性が影響している場合も多いと考えられます。

## 背景要因による APDのタイプ

APD研究の発端となった脳損傷を含め、症状のかげにある主な要因別にAPDは4つのタイプに分けてとらえることができます。

### 脳損傷タイプ

脳梗塞や脳出血などの影響で脳に損傷が生じた場合、損傷を受けた部位によっては「聞こえるが、言葉を聞きとれない」という症状が生じます。

なかには、片耳ずつならそれぞれきちんと聞こえるのに、両耳で聞こうとすると情報がうまく統合されず、聞きとりにくくなる場合があります。通常の聴覚検査では異常が見つからない、APDの1タイプととらえられます。

母国語が知らない外国語のように聞こえ、話し言葉の理解が難しくなる症状は「語《ご》聾《ろう》」といわれる。脳画像と照らし合わせて診断される

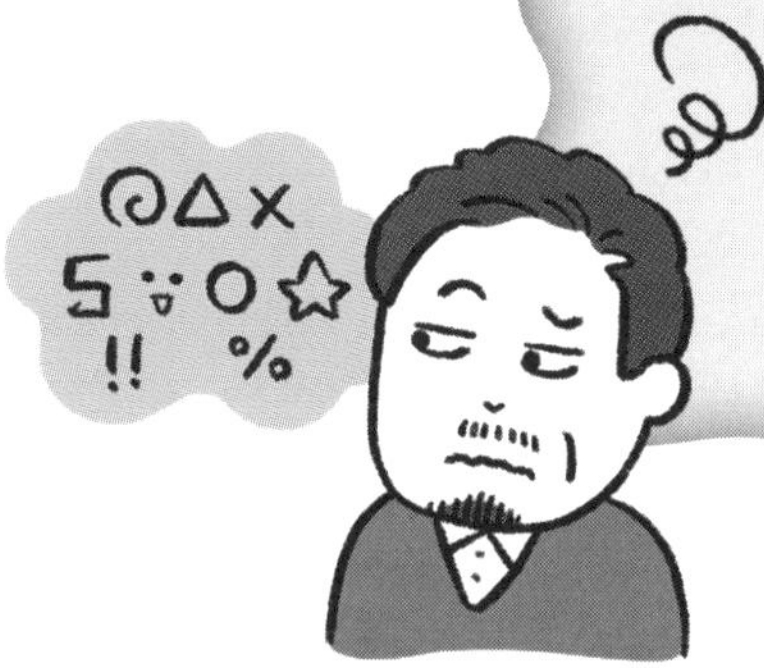

### 認知機能の一部に弱さがみられるタイプ

聞きとりにかかわる脳の働き、脳の認知機能の一部に弱さがあり、認知的なかたよりがみられると、APDが起こりやすくなります。語彙力・推察力の不足も聞きとりにくさにつながりますが、とくに重要なのは注意力と記憶力です。これらは「少し苦手」という程度でも聞きとりに影響します。

APDの症状以外には、とくに問題がないという人の多くはこのタイプです。

記憶の働きが弱い

不注意傾向が強い

「不注意」の傾向が非常に強い場合には、発達障害の一つであるADHD（→P67）と診断されることもある

## 心理的な問題が大きいタイプ

心理的な問題は、脳の働きに影響します。それがAPDの症状につながっていることもあります（→P52）。

## 「発達障害」の現れの一つ

ヒトは、未発達な状態で生まれ、成長とともにさまざまな能力を身につけていきます。発達のしかたに特有の傾向（特性）がみられ、極端に苦手なことがあって生活するうえで問題が生じている状態が、発達障害です。

もって生まれた特性であり、子どもの頃からその傾向はみられます（→P60〜67）。いくつかの種類に分けられますが、いずれにしろ、ワーキングメモリの働きに弱さがみられることが多くあります。

詳細はP64〜67参照

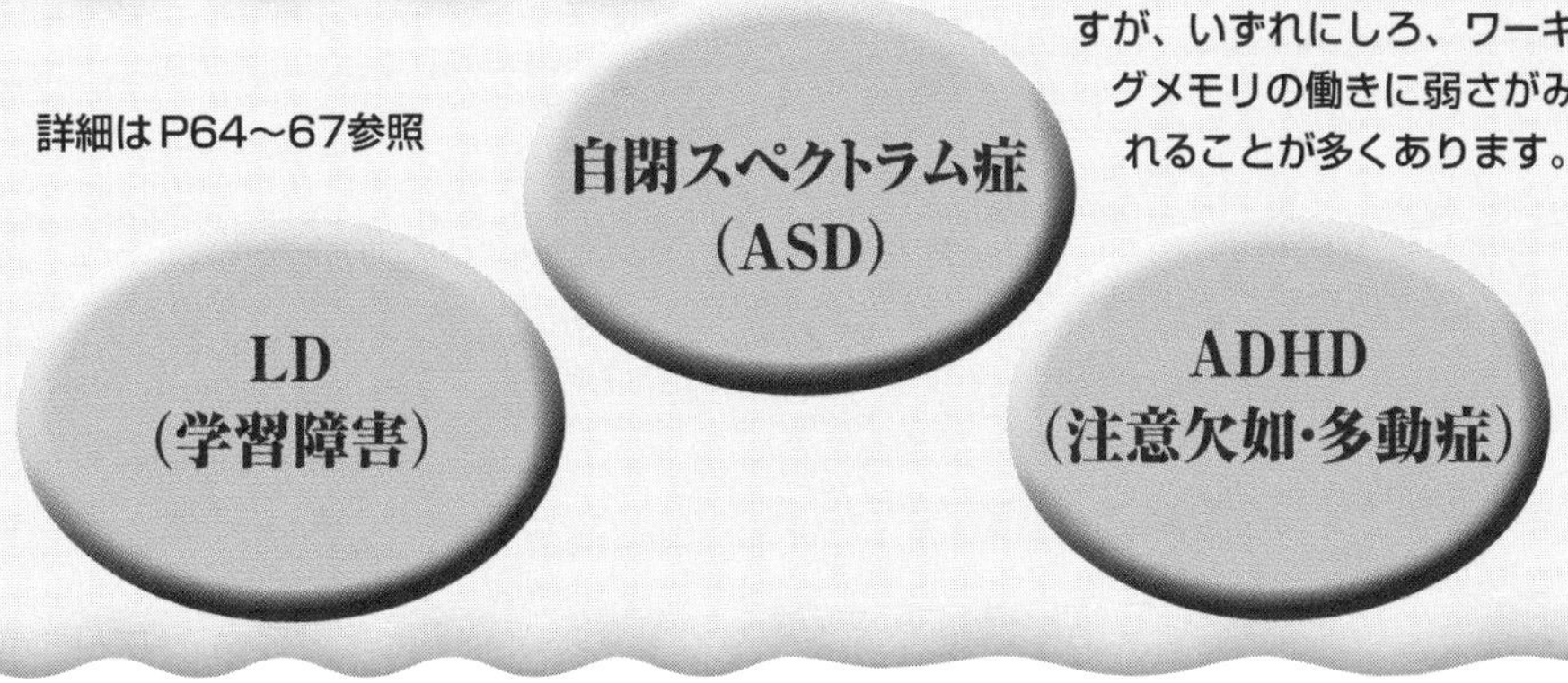
自閉スペクトラム症（ASD）
LD（学習障害）
ADHD（注意欠如・多動症）

### 聞きとり以外に問題がない人も多い

ＡＰＤのかげにある要因の違いを知ることは、対応を考えるうえで重要です。要因を知るには、子どもの頃からの様子を詳しくふり返ることが必要になります。

今までのところ、「ＡＰＤの症状がある」として相談機関を訪れるのは、発達障害があると考えられる人や、発達障害の診断がつくほどではなくてもその傾向が強い、いわゆるグレーゾーンの人が多くを占めています。

しかし、ＡＰＤについて知られるようになるにつれ、聞きとり以外にはとくに問題はないという人からの相談も増えています。ほんの少しの苦手さでも表面化しやすいのが「聞きとり」の特徴です。「気のせい」と言われてあきらめていたけれど、改善策があるかもしれない、と考える人が増えているのだと考えられます。

# 心理的な問題の影響が大きい場合もある

聞きとりにくさを強く訴える人のなかには、強いストレスを感じる状況に置かれていたり、うつ病など、心の病気があると考えられる人もいます。

## 心の問題は聞きとりを妨げる

日常的なストレスから、専門的な治療が必要と考えられる状態まで、「心理的な問題」にも幅がありますが、いずれにせよ、聞きとりを妨げる要因となるおそれがあります。

### ストレス

悩みや不安などでいっぱいのときは、人の話に集中しにくくなります。強いストレスが「聞きとりにくさ」というかたちで現れることもあります。

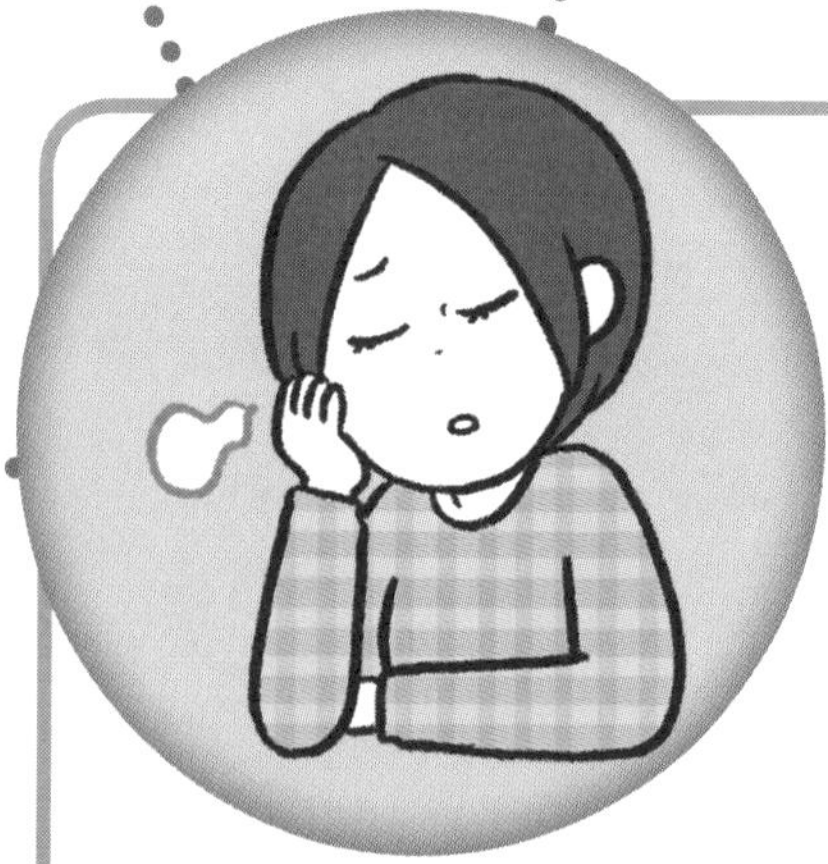

### 心因性難聴

強いストレスが聴力を低下させることもあり、心因性難聴といわれます。小学校中学年くらいの年齢で発症しやすく、思春期にも注意が必要ですが、大人にもみられます。

大人の場合、「聞こえない、聞こえにくい」という自覚症状がありますが、子どもの場合、自分では難聴の自覚はなく、学校健診で難聴とわかるという例が少なくありません。

聴力検査で異常が出るという点でAPDとは異なりますが、聞こえの悪さから、聞きとりにくくなることはあります。

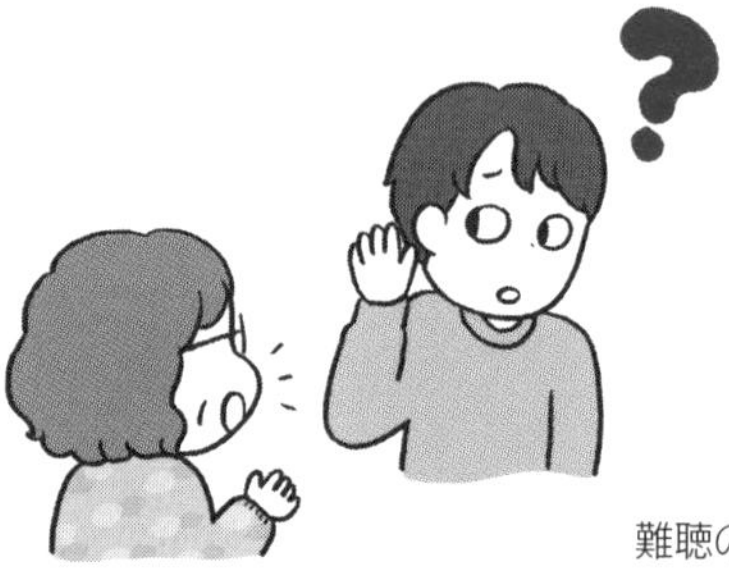

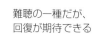

難聴の一種だが、回復が期待できる

## 発達の特性が強いと心の問題も生じやすい?

だれでも心の問題をかかえるようになることはありますが、発達障害の存在は、いっそうその危険性を高めるといわれます。

コミュニケーションの障害があり、対人関係でうまくいかない経験を重ねやすい（ASD→P66）、多動性・衝動性・不注意といった特性が強く、叱責されてばかり（ＡＤＨＤ→P67）、学習面でのつまずきが多い（LD→P67）など、否定的な体験の重なりが、精神的な不調につながりやすいのです。

発達障害への対応がうまくいかないことで起こる心理的な問題は、二次障害といわれます。もともとの特性とあいまって、聞きとり困難な症状を強めるおそれもあります。

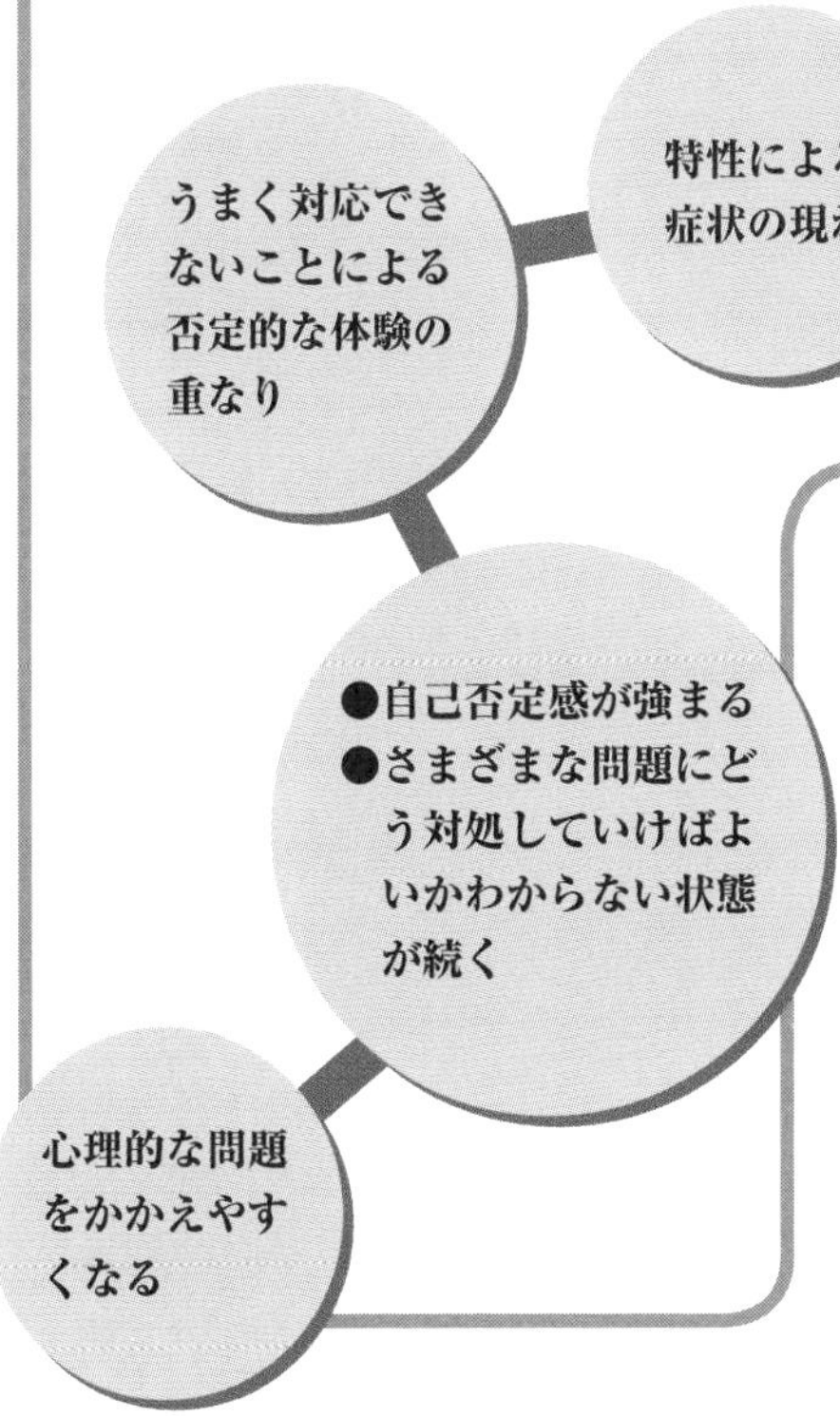
特性による症状の現れ
うまく対応できないことによる否定的な体験の重なり
●自己否定感が強まる
●さまざまな問題にどう対処していけばよいかわからない状態が続く
心理的な問題をかかえやすくなる

## うつ病、適応障害など

うつ病や適応障害などは、ストレスと関連しやすい心の病気です。APDの症状を訴える人のなかには、心の病気を伴っていると考えられる人もいます。

憂うつ感が強く、眠れない、食べられない、活動できないなどといった症状もあるようなら、精神疾患として専門的な治療を受けたほうがよいでしょう。

## 睡眠障害

睡眠障害は、生活リズムの乱れが原因になることもありますが、ストレスの強さ、心の病気などが影響して睡眠障害が生じることもあります。

いずれにしろ、睡眠不足は脳の覚醒水準を低下させ、聞きとりの悪さをまねくおそれがあります。

## 心の状態を安定させることが必要

心理的な問題をかかえているときは、話を聞いていてもなかなか集中できません。当然、聞きとりにくさにもつながります。

ＡＰＤの多くは生来的な特性や傾向が主な要因と考えられ、根本的には変化しにくいものですが、心の状態は変化します。心の状態の危険信号として、聞きとり困難という症状が現れたり、もともとあった聞きとりにくさに拍車がかかっていたりする場合、心理的な問題が解決すれば、症状も改善していくと考えられます。

対応の基本①

# 適切な対応で「聞きとる力」は高められる

APDをまねく要因はさまざまで、背景にあるもの自体は変えられないこともあります。しかし、適切に対応していけば、症状の軽減は可能です。

### APDに対応する5つの基本方針

聞きとりにくさが、聞こえや言語理解の問題でないことが明らかなら、APDとして対応していきます。具体的な対応策については、第4章、第5章をご覧ください。

### 1 意識を変える

まずは自分の症状がなぜ生じているのかを知り、理解することが大切です。自分の状態、自分の特性を理解すれば、「こうすれば困らない」という方法を見つけやすくなります。「聞きとれない自分はダメ」「どうせ自分は……」などという考えからの脱却が必要です。

### 2 環境の改善をはかる

APDの症状は、背景要因を問わず、「うるさいところでは聞きとりにくさが増す」という共通点があります。できるだけ「聞きとりたい声」だけが、はっきり聞こえるような環境を整えたうえで、話し方にも配慮していくことで、聞きとりやすさが増します。

**騒音が少なく静かで、なおかつ声が響きにくい（反響しにくい）ところで聞けるようにする**

**話し手は、はっきり、大きな声、適度なスピードの話し方を心がける**

## タイプによる違い、共通する点を知る

APDのタイプの確認は、対応を考えるうえで重要です。脳損傷タイプなら、原因疾患の再発予防策を講じるとともに、言語聴覚士のもとでリハビリを進めるとよいでしょう。発達障害があるなら、その特性を理解したうえで、必要な対応を考えていきます。注意・記憶に自信がなければ、聞きとる練習を重ねるのもよいでしょう。心理的な問題が大きいようなら、ストレス対策が欠かせません。

一方で、聞きとりの際の環境により症状が左右されるのは、どのタイプでも同じです。聞きとりやすい環境への配慮は、タイプを問わず有効な対策です。

## 周囲の理解が症状を軽くする

聞きとりやすさを高めるために、APDの症状がある人自身が取り組めることもあります。しかし、相手の話し方がわかりにくいものであったり、騒音の多い環境下であったりすれば、聞きとりは格段に難しくなります。周囲の人の理解と配慮が、APDの症状を軽くする鍵といえます。

つけ加えるなら、APDのある人が理解しやすい話し方、聞きとりやすい環境は、だれにとっても理解しやすい、聞きとりやすいものになります。「わかりやすく伝えよう」という心がけは、相手がAPDかどうかにかかわらず大切なことともいえるでしょう。

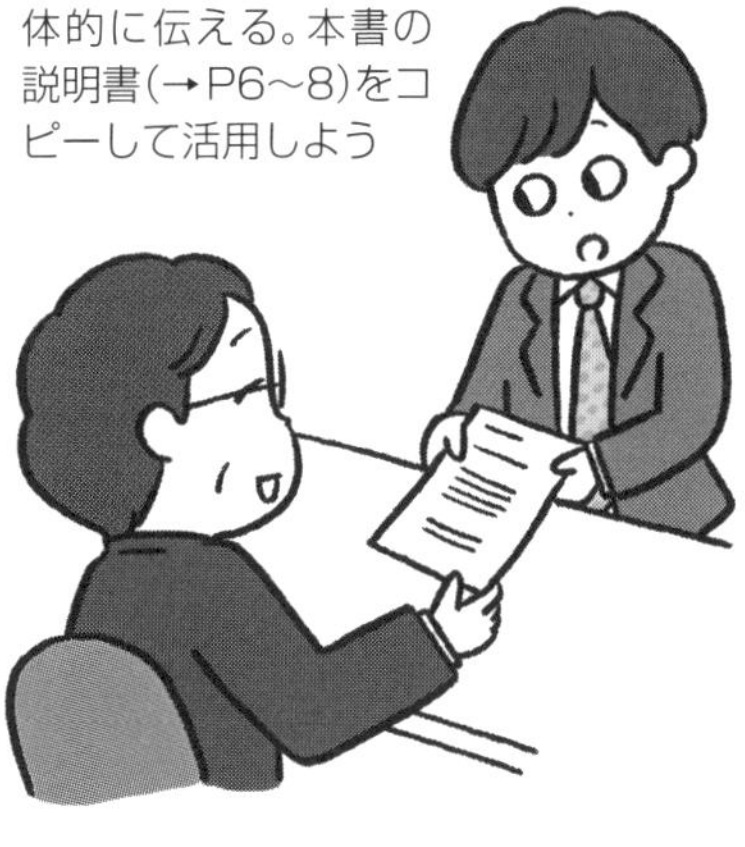

自分の状態や希望する対応のしかたなどを具体的に伝える。本書の説明書（→P6〜8）をコピーして活用しよう

## 3 聞きとりを補う手段を使う

ものごとの「視覚化」をはかり、聞きとりを補います。「話す・聞く」だけでなく、情報が残る文字にするのは、聞きとりを補う有効な手段の一つです。

また、離れた位置にいる相手の声を大きくするための機器（送受信機→P75）など、各種のデジタル機器の活用も考慮します。

## 4 聞きとりのトレーニング

子どもはもちろん、30代くらいまでなら、トレーニングを重ねることで「聞きとる力」を伸ばすことは十分に可能です。

## 5 ストレス対策

十分な睡眠をとること、リラックスすることは、だれにとっても必要で、効果的な聞きとりアップ法です。

対応の基本②

# 年齢によって対応のしかたは変わる

APDの背景にある要因の多くは、子どもの頃から大人になるまで、大きく変わることはありません。ただし、年齢によって、具体的な対応のしかたは変わってくる面もあります。

## 気づいたときから対策開始

APDの症状は、子どもから大人まであらゆる年代にみられます。しかし、APDの相談を受けつけている機関の多くは、対象年齢を五～五〇歳くらいとしています。年齢が低ければ、発達の途上でみられる個人差の範囲かもしれず、年齢が高くなれば、加齢の影響が大きいと考えられるからです。「APD」としてとらえられる年齢層のなかでも、子どもと大人では、対応の主体が変わります。いずれにしろ、「しかたがないこと」で終わらせず、きちんと対応していくことで、聞きとりにくさゆえにかかえやすい否定的な体験は避けやすくなります。

### 子どもに必要なのは周囲の気づきと対応

子どもの聞きとりにくさの改善には、保護者や教員など、周囲の大人の気づきと対応が欠かせません。

### 乳幼児期には判断しにくい

子どもにみられる聞きとる力の弱さは、必ずしもAPDとはいえない可能性もあります（→P62）。

ただ、APDかどうか判断しにくい時期でも、APDがあるものとして対応していくことで、言葉を理解しやすくなる可能性があります。

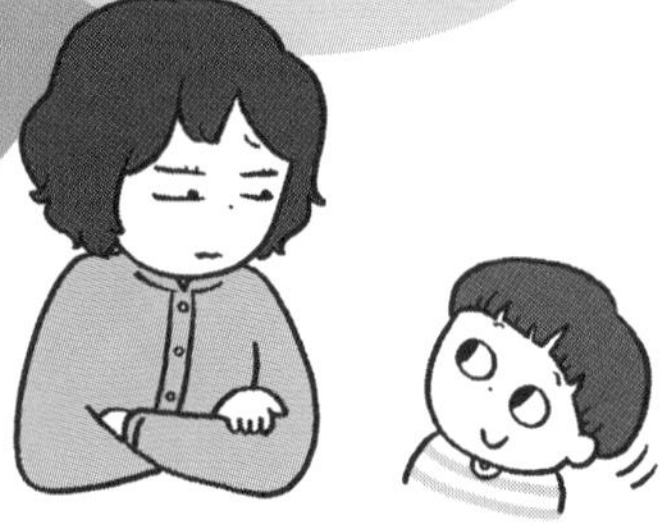

聴力に問題はないか、発達障害の影響はないか、見ていく必要がある

### 学齢期には学校と協力しながら対応

小学生くらいになれば、聞こえにくさの背景要因は判断しやすくなります。発達障害があるか、聞きとりだけの問題なのかなど、要因を見極めたうえで、学校側と協力して、理解しやすい環境を整えていきます。

## 大人は自分から主体的に動くことが必要

APDの場合、聞きとりにくさに悩んでいても、周囲の人にはなかなか理解してもらえません。大人の場合、まず症状のある本人が自分の特性を理解し、周囲の協力を求めていく必要があります。

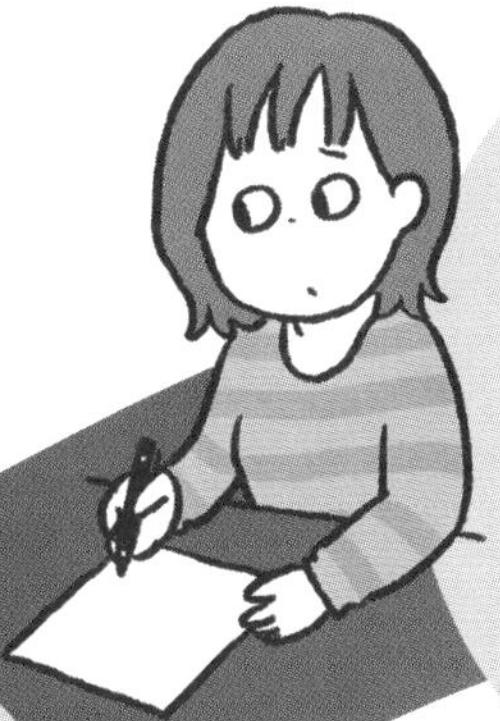

## 就労とともに強まる「困り感」

「APDかもしれない」と疑い、自分から相談に訪れる人の多くは20〜30代です。仕事を始めるようになると、聞きとりにくさを感じる場面が増えたり、聞きとれないことで生じる問題も大きくなりやすかったりするからです。

## 中年期には「加齢」の影響への考慮が必要

40〜50代になってから「聞きとりにくくなった」と感じている場合には、加齢の影響による聞こえの問題がかかわっている可能性が大きいといえます。APDではなく、通常の加齢性難聴として対応していくほうがよい場合もあります。

## 仕事選びにつなげる

職務内容によっては、聞きとりにくさが大きな弊害になることもあります。自分に合った仕事なら、聞きとれないことで困った事態が生じるのは避けられます。

▼聞きとりにくさが問題になりやすい仕事

- 音声対応が続くオペレーター
- 騒音が激しい工場での勤務
- 居酒屋など、飲食店での接客業

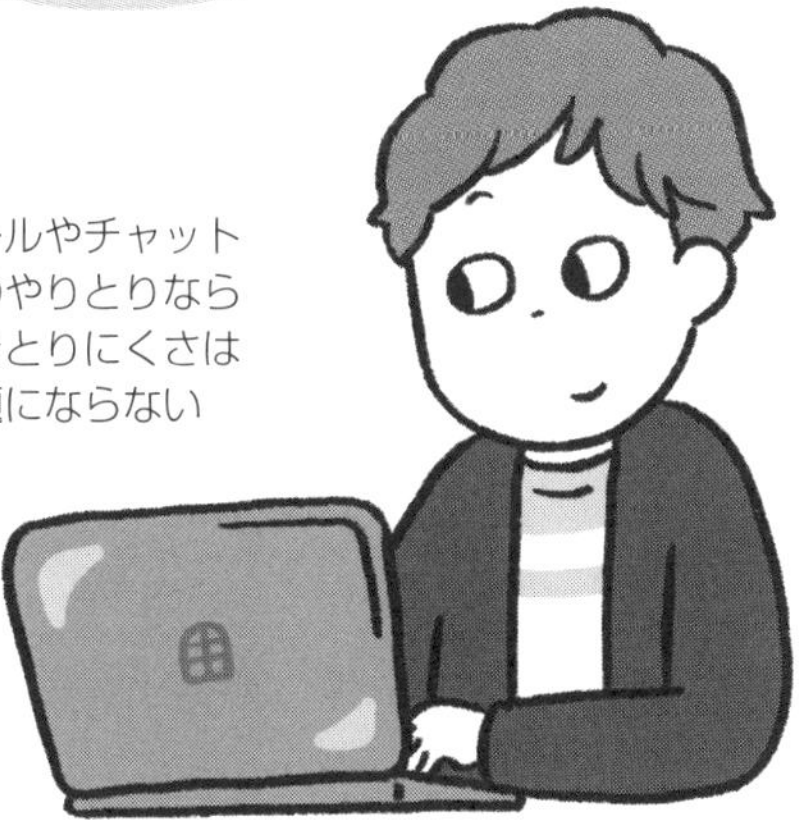

メールやチャットでのやりとりなら聞きとりにくさは問題にならない

COLUMN

# 体調を整えることは「聞きとる力」を保つ基本

## 体調管理は確実な聞きとり改善策

ふだんは聞きとりになんの問題もない人でも、睡眠不足が続いたり、体調が悪いときには、とたんに話がわからなくなったりするものです。聞きとる力の基礎にある「覚醒水準」が下がると、どんなにほかの力があっても、うまく働かなくなるからです。

日頃から規則正しい生活を心がけ、体調管理に努めることは、遠回りなようで、じつは確実な聞きとり改善策といえます。

## 十分な睡眠時間の確保を最優先に

体調管理には食事や運動への心配りも重要ですが、聞きとりにもっとも影響するのは睡眠です。睡眠不足が続くとストレスを感じやすくなり、ストレスが大きくなるとますます眠れなくなるという、悪循環が生じがちです。

真面目で、責任感の強い人ほど、あれこれがんばりすぎてしまいがちです。もともとＡＰＤの症状を強く感じやすい性格傾向であるうえに、心身の疲労がいっそう症状を強めるおそれもあります。眠れなくなるほどのストレスをかかえる前に、十分な睡眠を確保できるよう、生活全体を見直していきましょう。

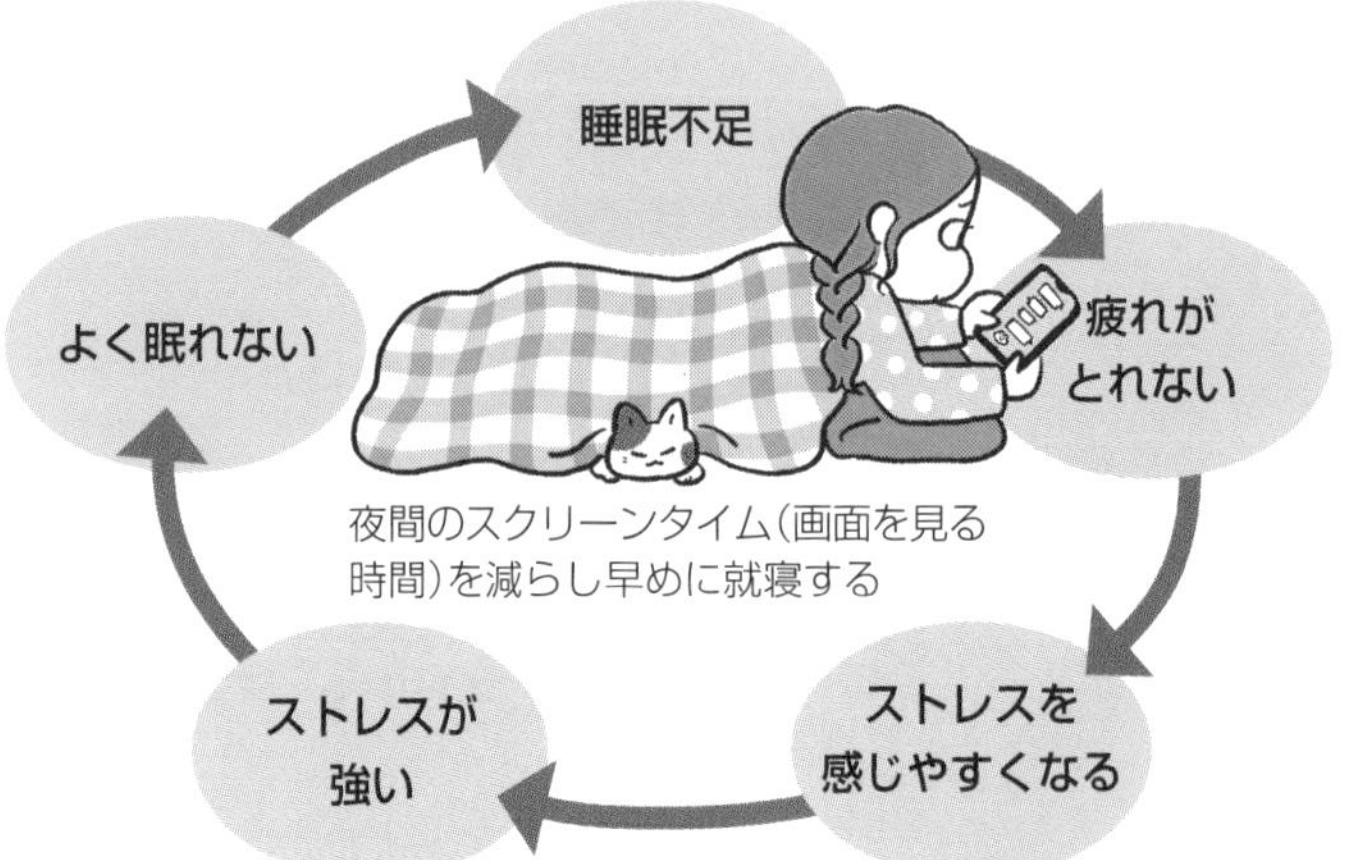
睡眠不足
疲れがとれない
ストレスを感じやすくなる
ストレスが強い
よく眠れない
夜間のスクリーンタイム（画面を見る時間）を減らし早めに就寝する

# 第4章

# 子どものAPD症状に対処する

子どもの聞きとる力は、発達とともに伸びていく余地が大いにあります。
しかし、ただ見守るだけでよいわけではありません。
学校でも家庭でも、聞きとりやすい環境を整えるとともに、
聞きとる力の基礎となる楽しい体験を重ねられるよう、
働きかけていくことが大切です。

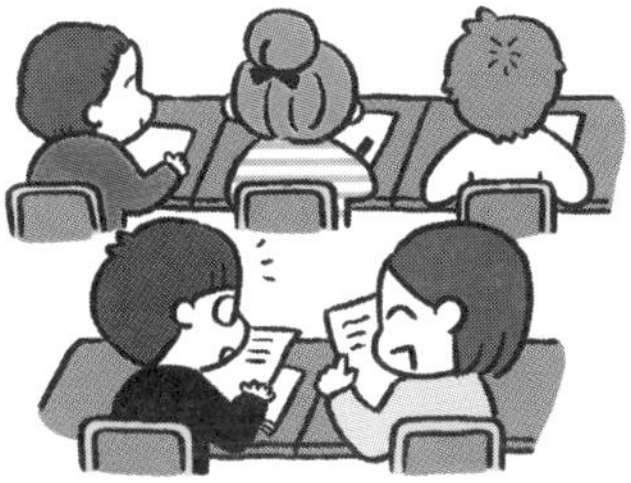

子どものケース／対処例

# 「聞きとり」の改善で学校生活を楽しめるように

子どもの生活の場は、主に「学校」と「家庭」です。聞きとりにくさへの気づきと対応は、双方の協力が必要です。

**1**　小さい頃から、難聴はないけれど「話を聞く」のが苦手だったうちの子（→P10）。小学生になってから、毎日かなり疲れた様子で帰ってきます。学校や学童保育での様子もあまり話してくれず、不安が募るばかりです。

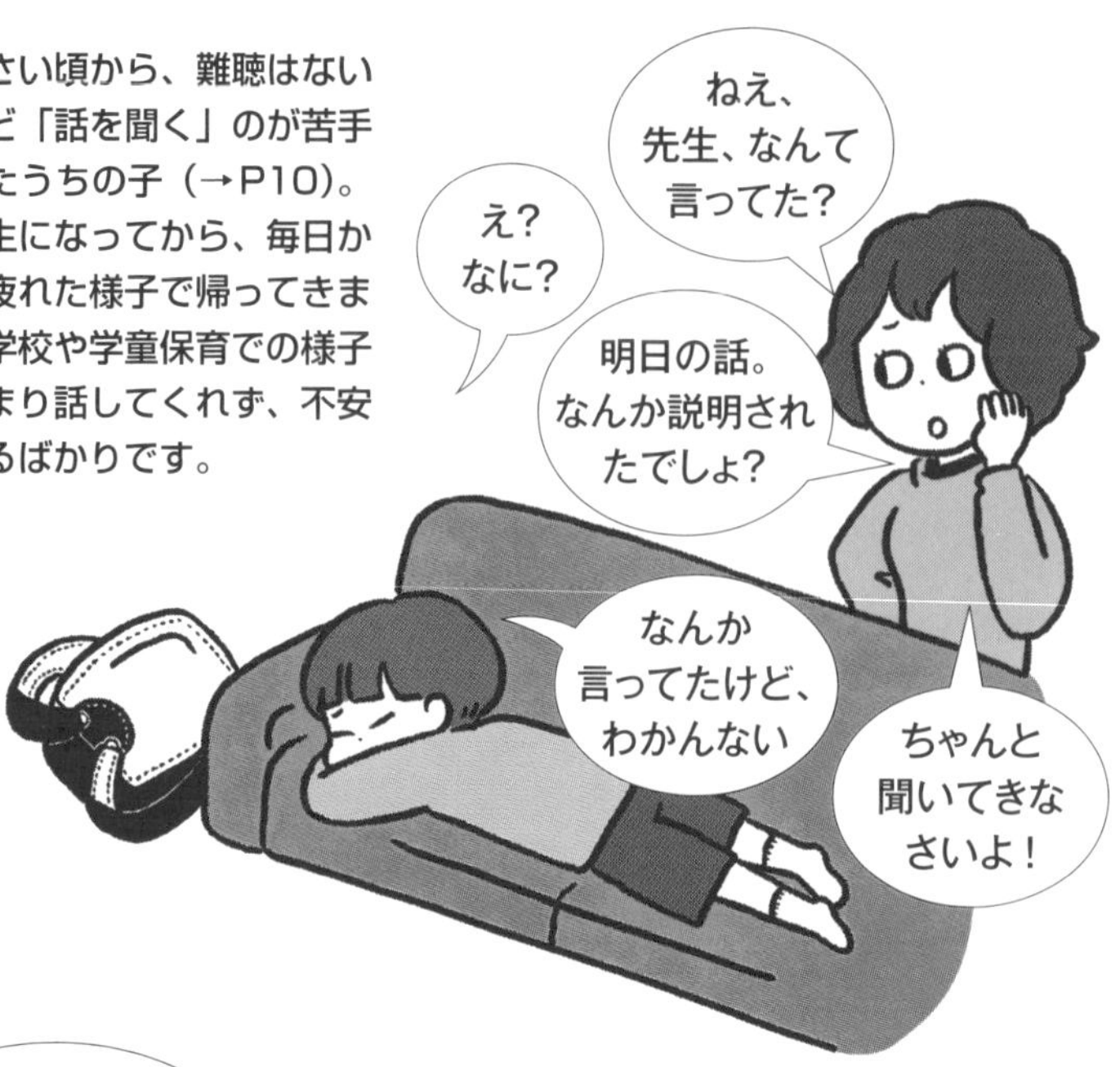
ねえ、先生、なんて言ってた？
え？なに？
明日の話。なんか説明されたでしょ？
なんか言ってたけど、わかんない
ちゃんと聞いてきなさいよ！

**2**　担任の先生との面談で、学校での様子を聞きました。交友関係でも勉強面でも、とくに気になる点はないそうです。ただ、「自信がないのか、いつも一歩引いた感じがある」とのこと。「学校生活に慣れれば変わるかも。見守りましょう」というお話で、むしろ家庭のことを心配されてしまいました。

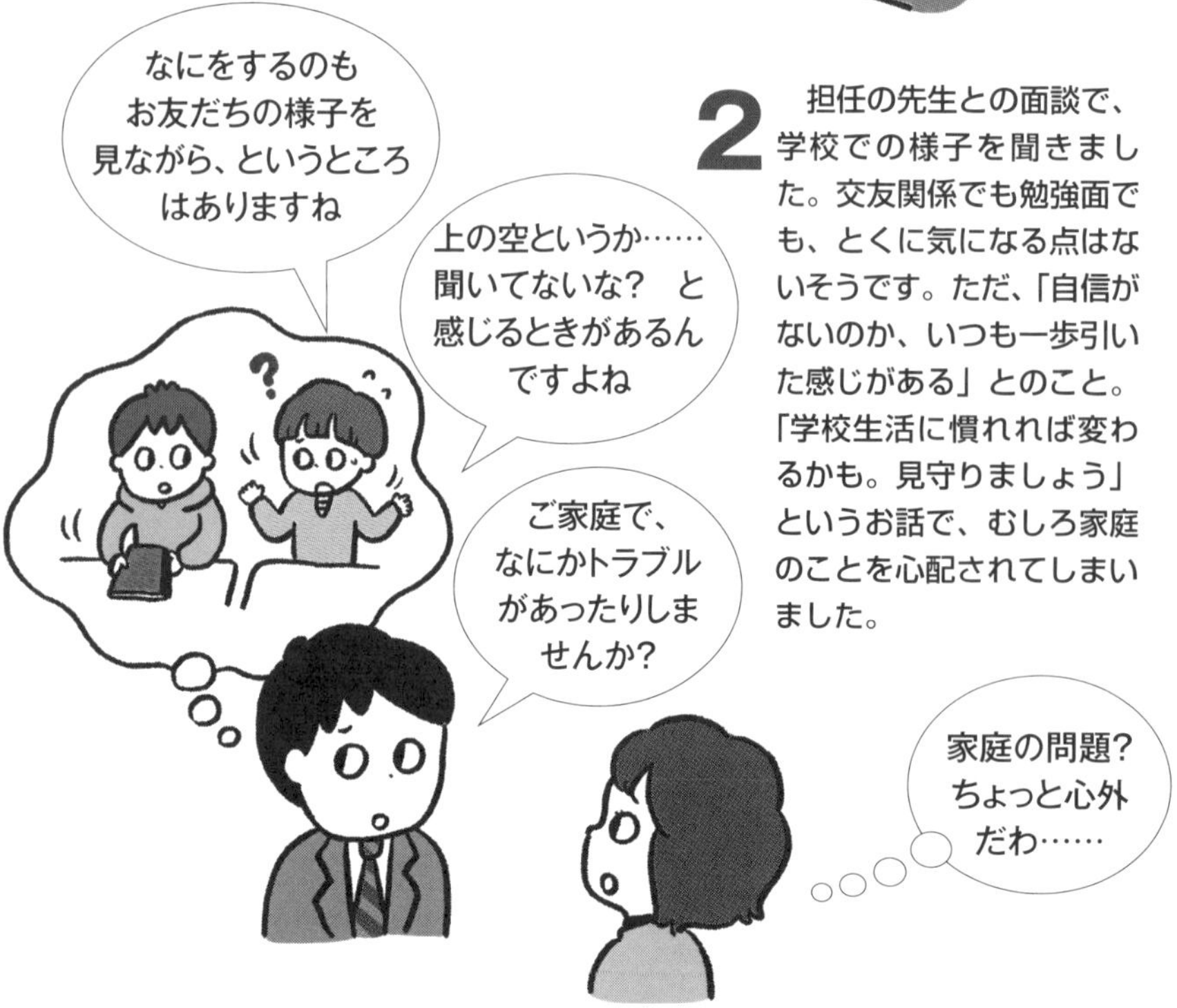
なにをするのもお友だちの様子を見ながら、というところはありますね
上の空というか……聞いてないな？　と感じるときがあるんですよね
ご家庭で、なにかトラブルがあったりしませんか？
家庭の問題？ちょっと心外だわ……

**3**　「慣れ」に期待して見守ってきましたが、子どもの様子に大きな変化はみられません。聞き返しの多さも相変わらずです。耳鼻科を受診したり、発達相談を受けたりもしましたが、「問題ない」と言われるばかりです。

　そしていろいろ調べた末にたどりついたAPDの相談機関で、ようやく対応のしかたが見えてきたのです。

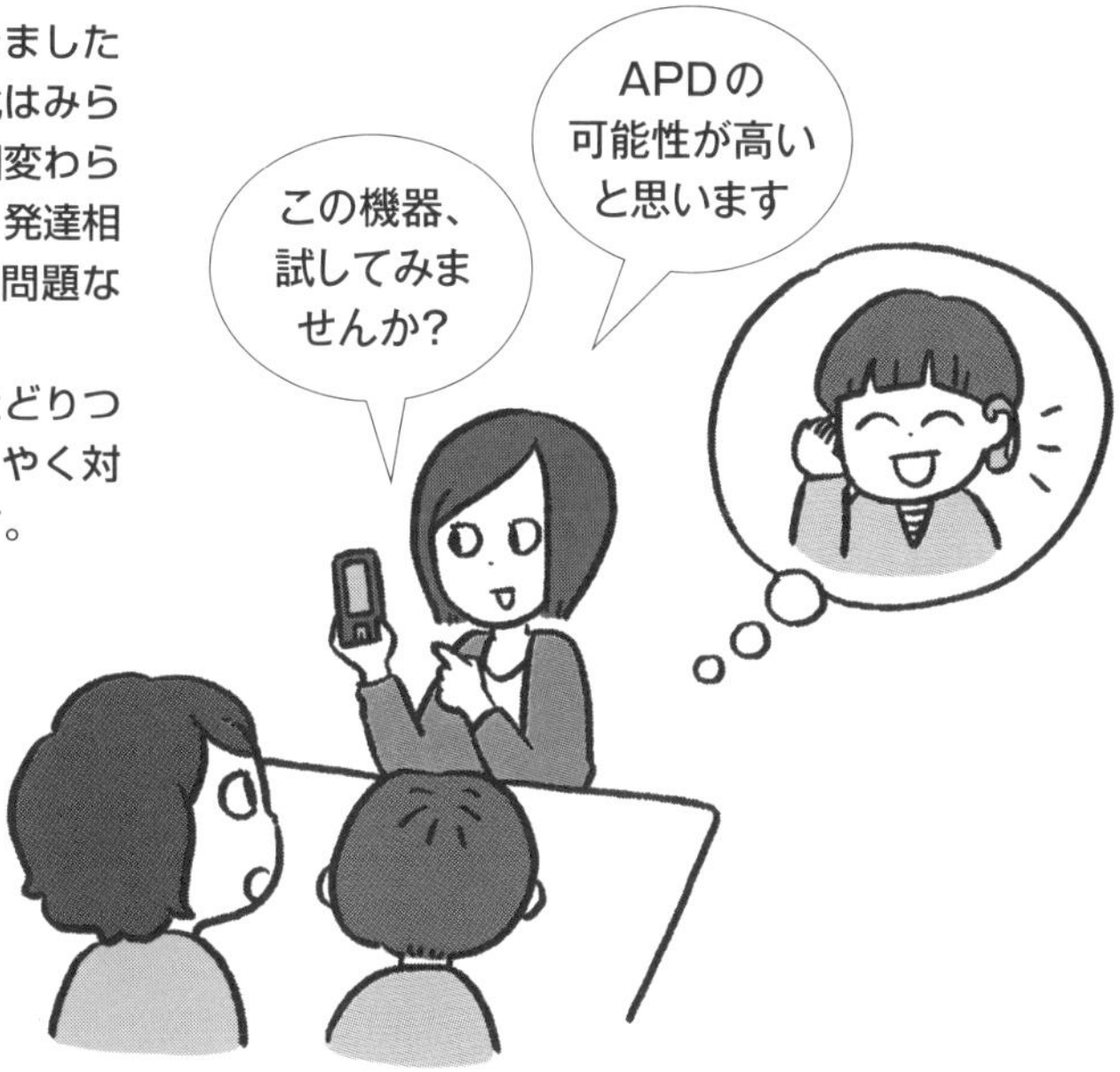

この機器、試してみませんか?
APDの可能性が高いと思います


**4**　相談機関で、聞きとりの改善に有効な補聴援助システム（→P75）の使い方などを含め、注意点を伺い、改めて、先生にも事情を話して協力してもらうことにしました。

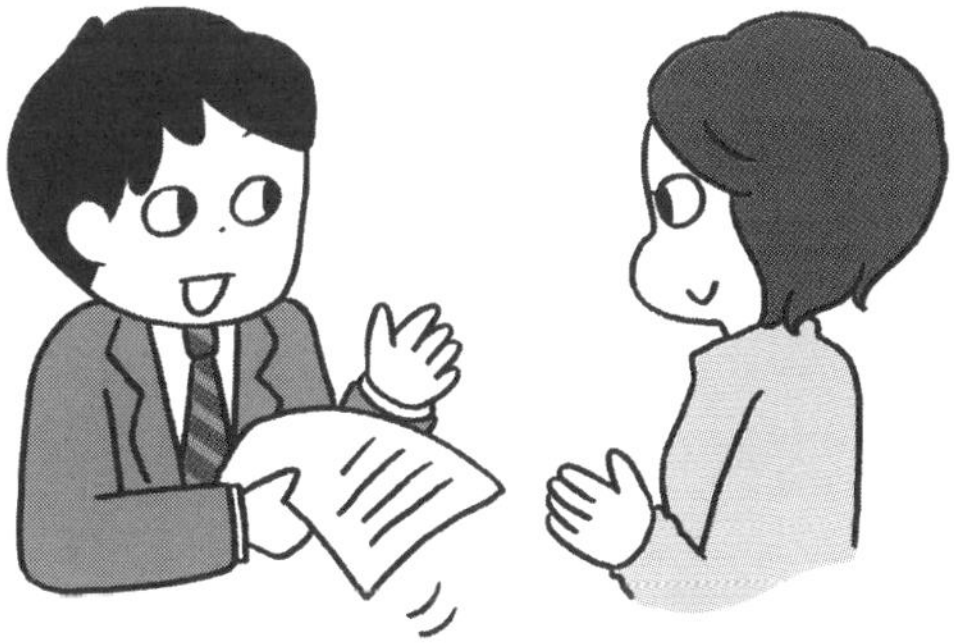

**5**　学校でも家でも、「聞きとりやすさ」を考えて接するようになったからでしょうか。目に見えて、子どもが元気になってきました。「○○ちゃんが、こんなこと言ってたんだよ！」などと、話してくれることも。学校や学童の生活を思いきり楽しんでいる様子です。

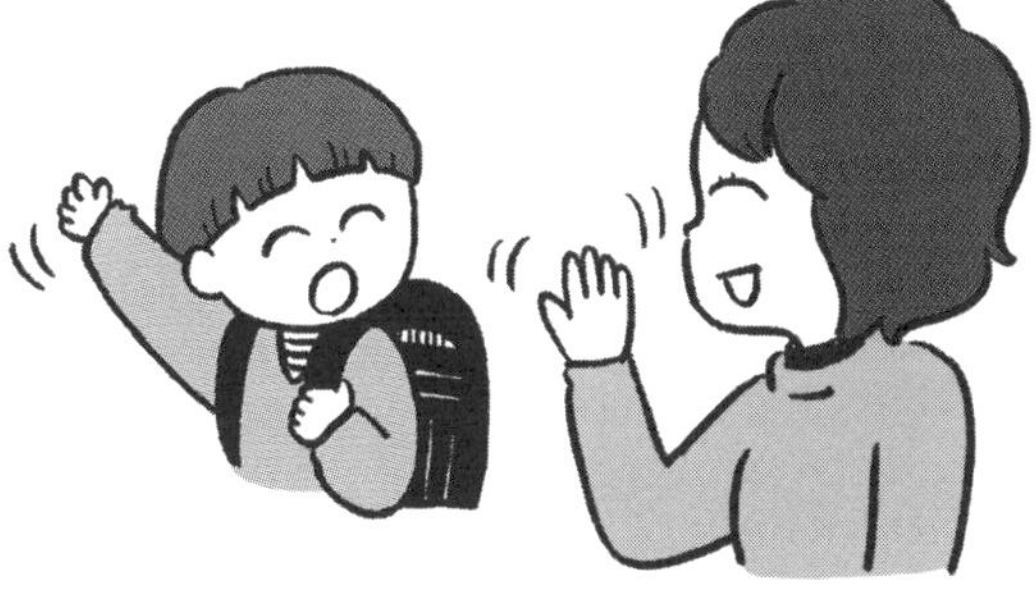

　子どもの場合、聞きとりにくさを補完するだけで、どんどん自信がついてくることもあります！　子どもの頃から、きちんとした対応を続けていくことが、将来にもつながります。

子どもの特徴

# 「聞きとる力」は発達の途上にある

子どもは、言語、運動、社会性など、あらゆる面で発達の途上にあります。「聞きとる力」が弱いように感じられても、ＡＰＤとはかぎりません。発達の影響を考慮する必要があります。

## 言葉を獲得していく過程

「聞きとる力」は、言語発達の一側面。乳幼児期に「そこだけ」に弱さがあるかどうか判断はできません。APDとして対応していくのは、早くても5歳を過ぎてからです。

**0ヵ月**
- 眠っている時間が長い
- 大きな音にピクッとなるなどの反射がある

**3ヵ月**
- あやされると声を出して笑う
- 人の声に対してゆっくりと首を回す

**6ヵ月**
- 親の声が聞こえるとつられて声を出す
- 声が聞こえるとふり向く

**9ヵ月**
- 喃語《なんご》（ダダダ、ババババなど）が出てくる
- バイバイがわかり、自分でもできる

月齢・年齢は目安。個人差がある

### 聞こえているか？ 言葉を理解しているか？

言葉の発達において、「聞こえること」はとても重要です。子どもは聞いた言葉を理解し、まねしながら言葉を学んでいきます。ですから、話し言葉による指示が通りにくいように感じられる場合、聴力の確認は必須です。

また、聴力に問題がなくても言葉の意味がわからなければ、聞きとることはできません。言葉の理解が進まないようなら、発達全体の問題として対応を考えていく必要があります。

一方で、発達のスピードには個人差があります。発達全体が遅れているようにみえても、就学の頃になるとほかの子との差が目立たなくなる場合もあります。

## 語彙の発達に欠かせない音韻認識

単語がいくつの音に分かれているか、どの音がどの順に並んでいるかを正しく認識することを「音韻認識」といいます。語彙を増やすために大切な力で、4～5歳頃に発達するといわれます。

音韻認識の力が十分にないと、言い間違いや聞き違いにつながりやすく、聞いた内容を理解する力もなかなか伸びません。

▼音韻認識の例

「びよういん」→5つ

「びょういん」→4つ※

※拗音（ゃ・ゅ・ょ）・促音（っ）・撥音（ん）・長音（ー）は2文字でひとかたまりと認識される

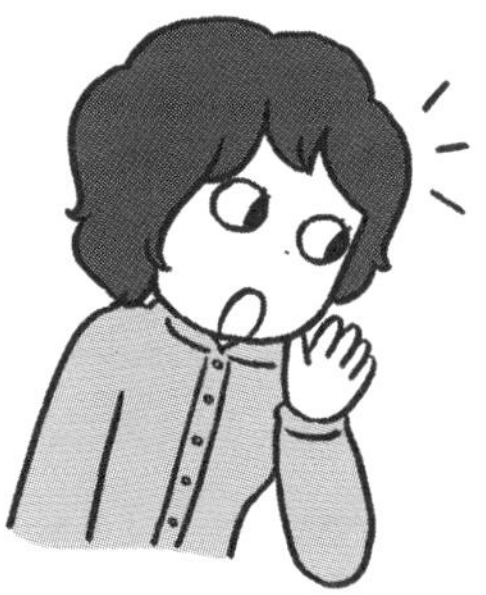

低年齢のうちは言葉の発達とともに、「聞きとる力」が自然に伸びていくことも期待できる

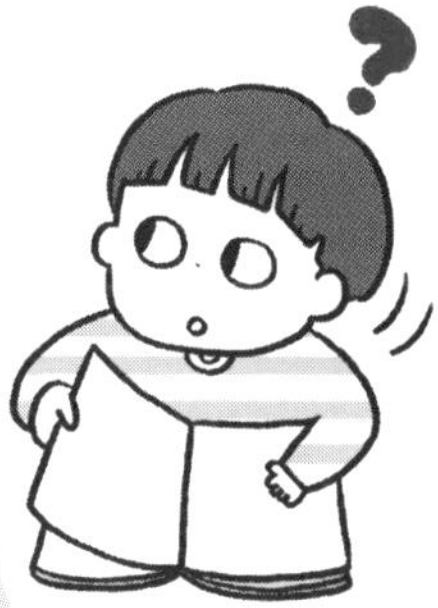

### 1歳

●意味のある言葉を話し始める

●「ワンワンはどこ？」と言うと指さす

### 1歳6ヵ月

●知っている言葉をつなげて話す

●耳、目、口などの体の場所がわかる

### 2歳

●簡単な文章で話せる

●「これなに？」と質問するようになる

徐々に語彙が増え、言葉がコミュニケーションの手段になっていく

## 言語環境の影響も大きい

子どもが置かれている言語環境は、言葉の発達に影響します。家庭内で使用される言語が二ヵ国語以上であったり、家庭で使う言葉と学校で使う言葉が違ったりすると、どの言語も十分に習得するのが難しく、年齢相応の聞きとる力がつきにくいことがあります。

早期から多言語にふれることで、複数の言葉を母国語のように使いこなせるようになる子もいますが、一般的には、低年齢のうちは言語環境の統一をはかるほうが「言葉を理解しやすい耳」をつくりやすいといえるでしょう。

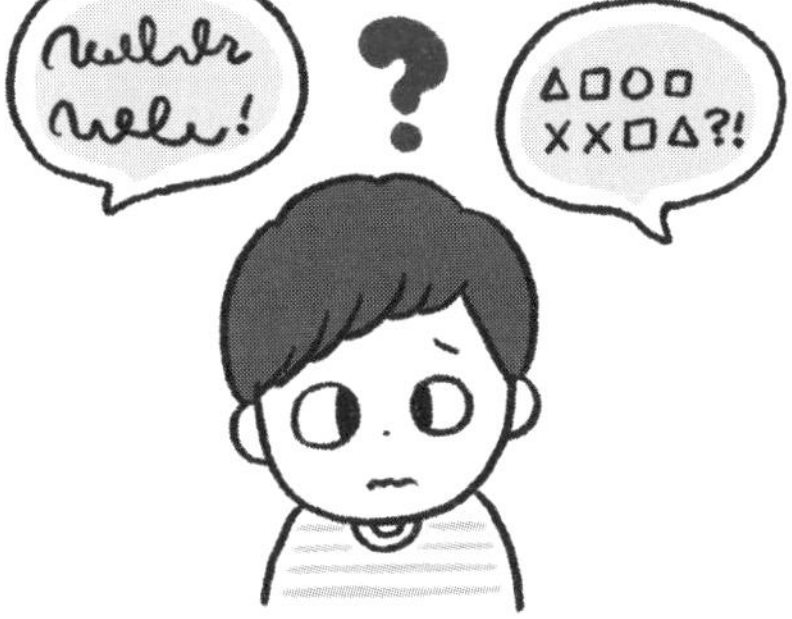

# APDだけの子も、発達障害と重なる子もいる

難聴がなく、言葉も理解しているようだけれど聞きとるのが下手――こうしたAPDの症状がみられる子どもは、発達障害、あるいは発達障害の傾向があると判断できる場合もあります。

## 発達障害とAPDの関係

発達障害のある子どもは、聞きとる力が弱い傾向がみられます。しかし、発達障害があれば必ず聞きとる力が弱いわけではなく、また、聞きとりにくさがあれば、そのかげに必ず発達障害があるというわけでもありません。

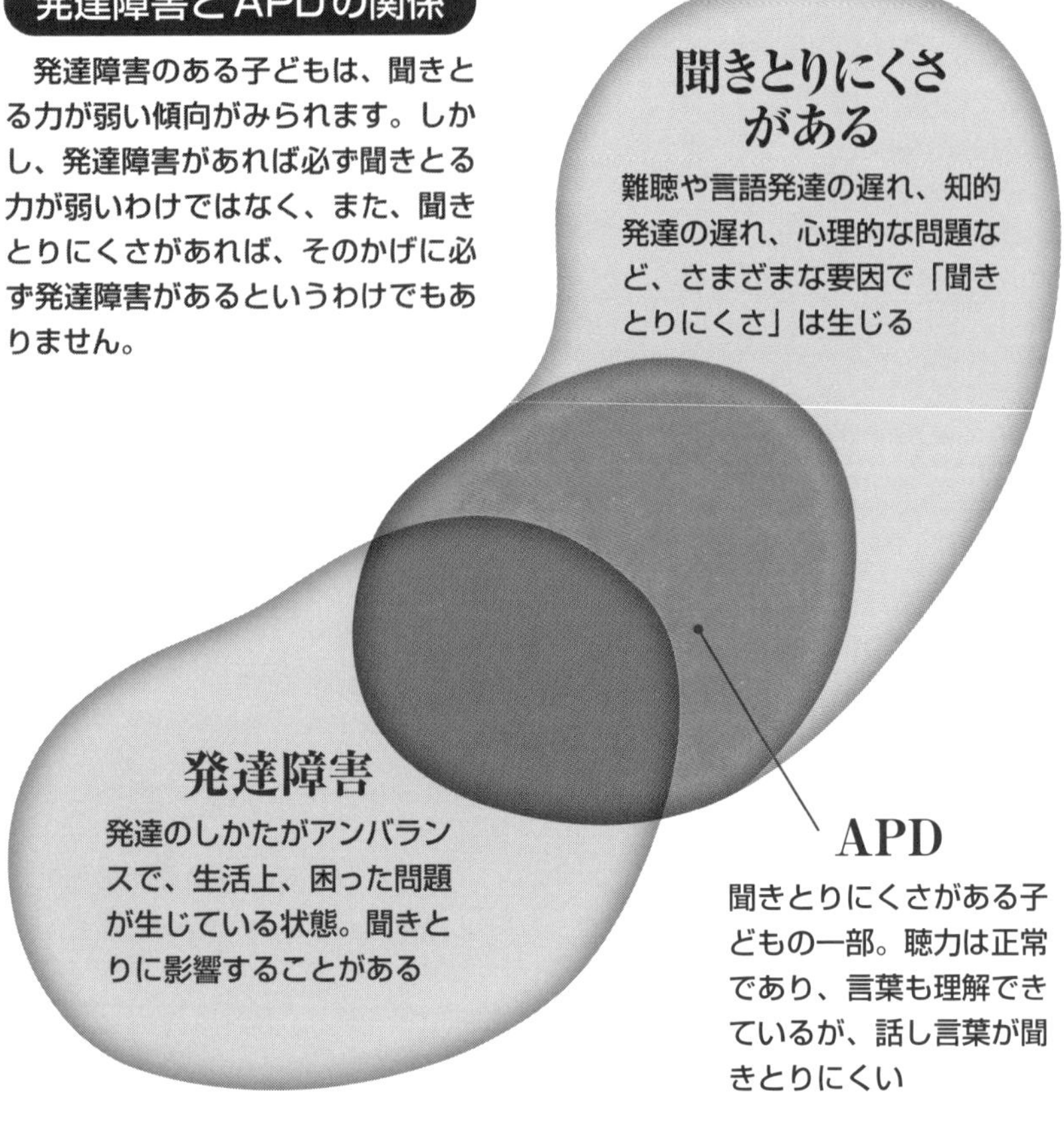
聞きとりにくさがある
難聴や言語発達の遅れ、知的発達の遅れ、心理的な問題など、さまざまな要因で「聞きとりにくさ」は生じる
発達障害
発達のしかたがアンバランスで、生活上、困った問題が生じている状態。聞きとりに影響することがある
APD
聞きとりにくさがある子どもの一部。聴力は正常であり、言葉も理解できているが、話し言葉が聞きとりにくい

### 発達障害があるかどうか判断しにくいことも

言葉、運動、社会性など、あらゆる領域にかかわる脳の働きの発達のしかたに特有の傾向（特性）がみられ、得意なことと苦手なこととの差が極端に大きい状態が発達障害で、ＡＰＤの背景要因の一つとされています（→Ｐ51）。

しかし、乳幼児期にはＡＰＤの判断が難しいように、発達障害かどうかも判断しにくい場合があります。幼児のうちは発達のかたよりがあるようにみえても、学齢期になる頃には目立たなくなり、聞こえの困難さだけは残るという例は少なくありません。逆に、乳幼児期には見過ごされてきた発達の特性が、学校生活のなかで明らかになることもあります。

## 子どもの様子に不安を感じたら

子どもの聞こえ・聞きとりに不安を感じている場合、聴力には問題がないのなら、知的な問題はないか、発達にかたよりがないかを確認しておきましょう。

## 発達相談などを受ける

子どもの発達に関する相談は、自治体が設けている相談窓口や保健センター、児童発達支援センターなどで相談を受けつけています。聞きとりにくさ以外に、気がかりな様子があるかどうかは、聞きとりにくさの背景要因を知るための大切な手がかりになります。日頃の様子を相談員に伝えましょう。

### ▼気になる様子の例

- □同年代の子どもにくらべて話す言葉が明らかに少ない
- □コミュニケーションがとりづらい
- □こだわりが強い
- □多動が目立つ
- □読み書きに遅れがある

**必要に応じて実施される**

## 発達検査や知能検査

姿勢や運動、認知機能、言語、社会性などの領域別に、どの程度の発達がみられるかを調べていくような発達検査や、言語理解や知識推理などの下位項目により構成される知能検査などがあります。

同年齢の平均的な発達を基準とする発達指数（DQ）や、知能指数（IQ）を算出し、総合的な指数や、領域別の指数をみることで、個々の発達状況を確認できます。

- ●発達障害があることが明らかなら、発達障害への対応が、聞きとる力を伸ばすことにつながる（→P66）
- ●知的な遅れがある場合には、発達全体を底上げしていくための支援が必要

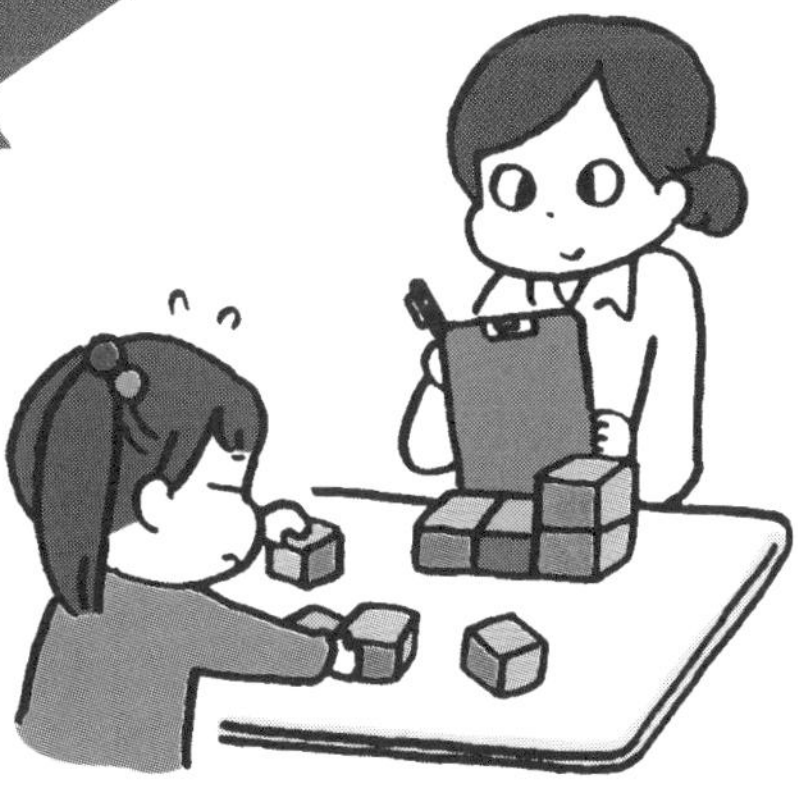

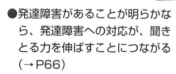

年齢などにより、検査方法は異なる。保護者との面接でおこなうもの、子ども自身の様子を見ながら判定するものなど、さまざまな検査方法がある

発達の影響②

# 子どもの特性がわかれば、かかわりやすくなる

どのような特性があるかで、発達障害はいくつかの種類に分類されています。発達障害とされるほどではなくても、特性がもたらす「苦手さ」が聞きとりに影響する場合があります。

## 発達障害の種類と「聞きとる力」への影響のしかた

主な発達障害には、自閉スペクトラム症（ASD）、ADHD（注意欠如・多動症）、LD（学習障害）があります。

## 自閉スペクトラム症（ASD）

コミュニケーションの障害といわれます。人とうまくかかわりにくかったり、強いこだわりがみられたりします。

症状の背景には、脳内で、特定の情報の処理だけが優先的におこなわれ、ほかの処理が抑制されやすいこと、脳にさまざまな情報が流れ込んでくると仕分けがうまくできず、混乱しやすいことなどがあると考えられています。

### ▼聞きとりに現れる影響

- ●言葉の調子（韻律）によるニュアンスの変化などを理解しにくい
- ●関心のないことを言われても、注意が向かない
- ●全体を見渡すのが苦手。部分的にとらえやすい
- ●気になることにこだわり、話の流れを理解しにくくなることも

話をするときは、テレビなどは消して話に集中できるようにしよう

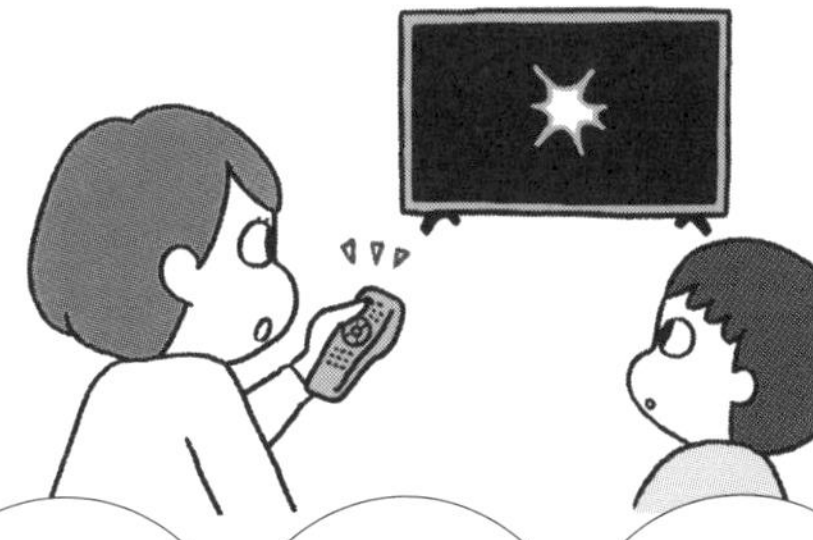

### 特性をふまえてかかわる

好きなことには周囲が驚くほど集中して取り組めるけれど、興味のないことにはまったく関心を示さなかったり、やり始めてもすぐに注意がそれたりする、独特のこだわりがある、「察する」のが苦手——そうした傾向は、子どもの特性ととらえて対応していきます。

トレーニングをする（→P78～83）

伝わりやすい話し方や見せ方を心がける（→P70～73）

聞きとりに集中できる環境を整える（→P74～77）

## ADHD（注意欠如・多動症）

衝動性・多動性・不注意という3つの行動特性が強く現れ、生活の妨げになっている状態をいいます。いずれも聞きとる力を低下させます。

**▼聞きとりに現れる影響**

- 不注意の傾向が強い場合、話しかけられても気づきにくかったり、集中力が続きにくかったりする
- 衝動性・多動性が強い場合、落ち着いて相手の話を聞き続けにくい。すぐに別のことに注意がそれて聞き逃しやすい
- 聞いただけでは忘れやすかったり、話の内容を理解しにくかったりする

ASDとADHD、あるいはADHDとLDなど、複数の障害の特性がみられる場合もある

## LD（学習障害）

全般的な知的発達に遅れはないものの、読み、書き、計算など、学習に必要な能力の一部が大きく制約された状態で、SLD（限局性学習障害）ともいわれます。「聞くこと」も、学習能力の領域の一つです。

**▼聞きとりに現れる影響**

- 音韻認識（→P63）に問題があると、話し言葉を正しく認識しづらく、聞き間違いが多くなったり、話の内容を理解しにくくなったりする

## 特性の現れ方は弱くても聞きとりには影響しやすい

発達障害がある子どもの脳の認知機能には、独特のスタイルがあります。ものごとのとらえ方や考え方、つまり脳の情報処理のしかたに特有の傾向がみられます。これが特性といわれるもので、特性が強ければ強いほど、得意・不得意の極端な差や、困った行動として現れやすいのです。

発達障害の子どもにみられるような傾向のある子どもは数多くいます。その傾向があっても比較的軽く、生活するうえで大きな問題にならなければ、発達障害とは診断されません。しかし、少し不注意の傾向がある、関心の幅が狭い、語彙がなかなか増えないなどといったことは、診断名がつくほどでなくても、聞きとる力に影響します。「ここがちょっと不得意」という面は、無理に変えようとするより、特性ととらえて対応していくとよいでしょう。

療育・特別支援教育

# 発達障害があるならば適切な支援を

療育や特別支援教育は、障害のある子どもの発達を促し、自立した生活を送れるようにするためのもの。発達障害傾向があるならば、特性に合わせた支援が必要です。

## 「支援が必要」と判断されたら……

聞きとりにくさの背景に発達障害があることが明らかなら、支援が必要と判断されるでしょう。公的な療育機関を利用したり、一人ひとりの状態や障害の特性に応じた特別支援教育を受けたりすることが可能です。

### 就学前

子どもの発達の状態や障害の特性に応じて、困っていることを解決するための方法を考え、身につけていくための支援が「療育（発達支援）」です。

市区町村から「通所受給者証」の交付を受けたうえで、子ども発達支援センター（児童発達支援センター）や、児童発達支援事業所などの療育機関を利用できます。受給者証を必要としない、病院での療育もあります。

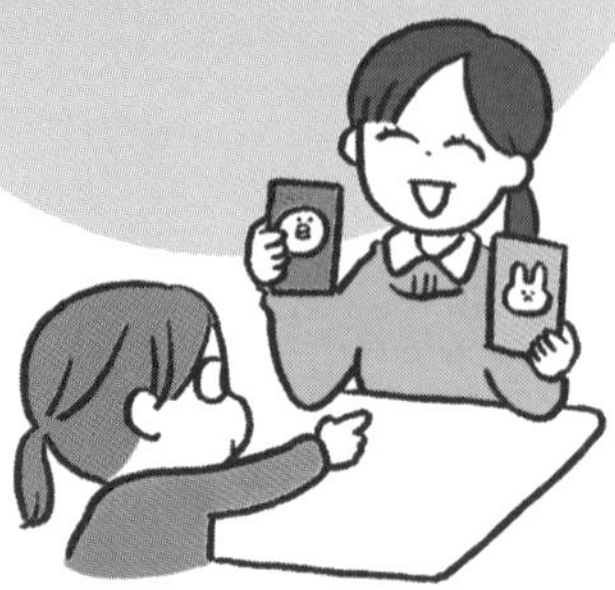

### 就学相談・教育相談

子どもの発達に不安がある場合、就学前であれば、小学校に入学する前年に自治体でおこなわれる就学相談を受けます。就学後に聞きとりを始め、気がかりな点が明らかになってきた場合は、自治体、教育委員会などの教育相談を受けましょう。

### 就学後

特別支援教育の場として、障害の程度が比較的重い子どものための特別支援学校、通常の小・中学校内に設置されている特別支援学級のほか、通常学級に在籍する子どもが定期的に通い、指導を受ける教室（通級指導教室・特別支援教室）があります。

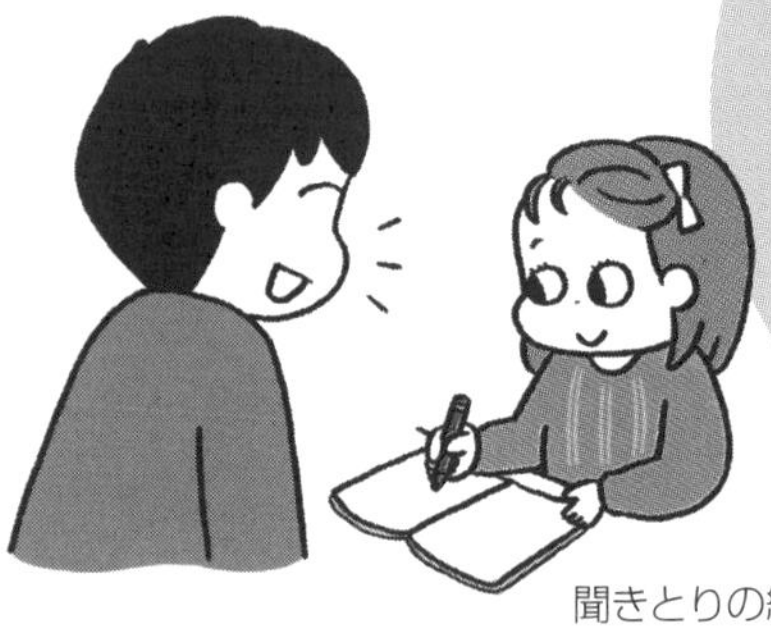

聞きとりの練習など、個別または少人数での指導がおこなわれる

## 支援の対象から外れても必要なこと

APDの症状がみられる子どもには、家庭でも学校でも、聞きとりやすさを高めるためのサポートが必要です。

### 学校では……

話し方、教室内の環境づくり、授業の進め方などについての配慮が必要です（→P70～77）。なお、APDの子どもたちへの対応は、通常学級で学ぶ難聴のある子ども※への対応と共通する点が多くあります。「聞こえ」の問題があるという点はAPDと異なりますが、「聞きとりにくさがある」という点は共通しているからです。

※補聴器や人工内耳を使っている子どもの多くは通常学級に在籍し、授業の一部を「きこえの教室（難聴通級指導学級）」で受けるといったかたちで、障害に配慮した指導を受けていることが多い

### 家庭では……

家庭でも子どもに伝わりやすい話し方を心がけることは大切です（→P70～73）。ただ、聞きとりにくさは家庭外の生活のなかでより問題になることが多いので、学校側に子どもの症状について説明し、理解を求めたうえで対応をお願いしてみましょう。

子どもの場合、聞きとる力は発達とともに伸びていくことも期待できます。子どもの育ち全体を促すために、さまざまな体験をさせていくことも大事です（→P78～83）。

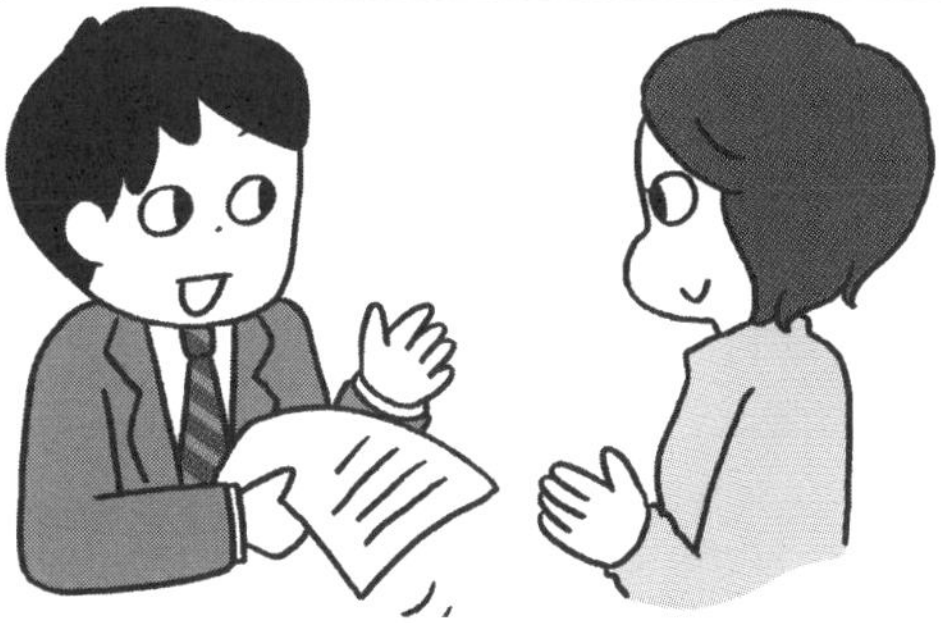

家庭での様子、学校での様子をそれぞれ伝え合い、具体的な対応について相談していこう

## 発達特性に合わせた支援を受けることが必要

発達障害についての認識の広がりとともに、療育や特別支援教育を受けさせたいと考える保護者が増えています。相談件数の増加とともに、「支援が必要」と判断される子どもが増え、地域によっては、支援にかかわる機関や教室はどこもいっぱいという事態も生じています。

APDの症状がある学齢期の子どもの場合、症状の背景に発達障害があると判断されれば、通級による指導など、発達の特性に配慮した特別支援教育を受けられる可能性が高いでしょう。

APDの症状だけの場合、公的な療育や、特別支援教育が必要と判断されにくいこともあります。その場合でも、幼稚園や保育園、学校において、耳から得る情報処理の弱さを補う働きかけをすることにより、子どもの困りごとは減り、生活しやすくなる可能性が高いといえます。

今すぐ始めよう①

# 注意を引きつけてからわかりやすく話す

学校でも家庭でも、聞きとりやすくするために周囲が心がけたいポイントは共通するところがたくさんあります。話し手の意識を変えるだけで、APDの子どもの負担感は大きく減らせます。

## 聞きとりやすくする工夫

聞きとりにくさ・聞きとりやすさは、話し手の「話し方」で大きく変わります。また、子ども自身が「聞き方」を身につけることも、聞きとりやすさにつながります。

聞きとりやすくする

## 話し方のルール

APDのある子どもの聞きとりをよくするには、話に注意を向けさせること、集中させることが大切です。話を聞かせようとしている子どものほうを向き、はっきり話すようにします。

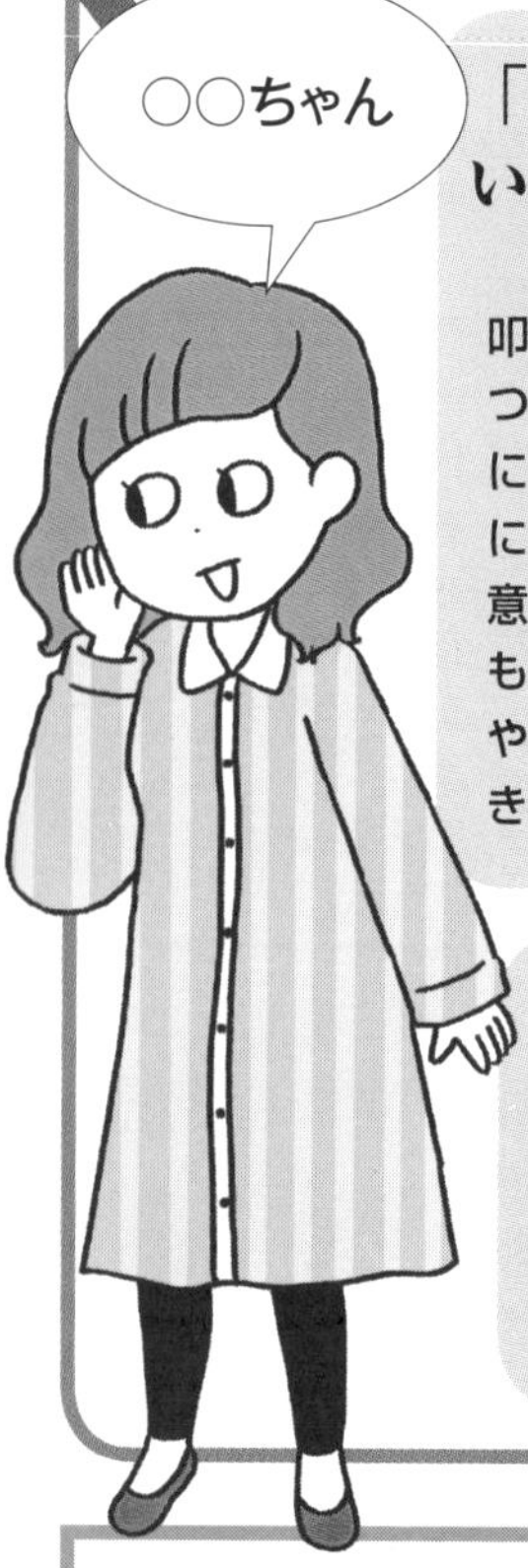


### 「あなたに話している」ことを明確に

まず名前を呼ぶ、肩を叩くなどして注意を引きつけ、「これから、あなたに話をする」ことを明確にします。これにより注意の転換が促されるとともに、選択的注意が働きやすくなり、子どもの聞きとりやすさが増します。

### ゆっくり大きな声ではっきり

フレーズごとに一拍、心のなかで休止符を入れながら、ゆっくり自然に話します。ただし、極端にゆっくり話そうとはしないでください。言葉の調子が崩れ、かえって聞きとりにくくなります。

### 簡潔に

APDの症状がある子どもは、持続的注意が働きにくい傾向があります。集中が続く時間は限られていることに配慮し、伝えたいことは簡潔に、「話の構造化」を意識して話すようにします。

### 「話の構造化」で理解しやすくなる

子どもに口頭で指示を与えるときや、教えたいことがあるときには、なんの話をするのか、見通しをもって聞けるような組み立てを意識します（話の構造化）。構造化された話は、多少の聞き落としがあっても推測が働きやすくなります。

▼構造化の例

呼びかけ
（○○ちゃん）

▼

テーマの提示
（遠足について）

▼

結論
（起床は６時）

▼

理由
（集合時間が
早いから）

## 言葉の発し方だけでなく話の組み立て方も重要

話し言葉の聞きとりやすさは、相手の話し方で大きく変わります。ぼそぼそとした小さな声で、聞き手のほうを向かずに話される言葉は、だれにとっても聞きとりにくいもの。ＡＰＤがあればなおさらです。

また、なにについての話なのか、なにを聞けばよいかわからない状態で、人の話から大切なポイントを探し出すには、相当の聞きとる力が必要です。話し手側が、相手に伝わりやすい、理解しやすい話の組み立て方を考え、話すようにすることも大切です。

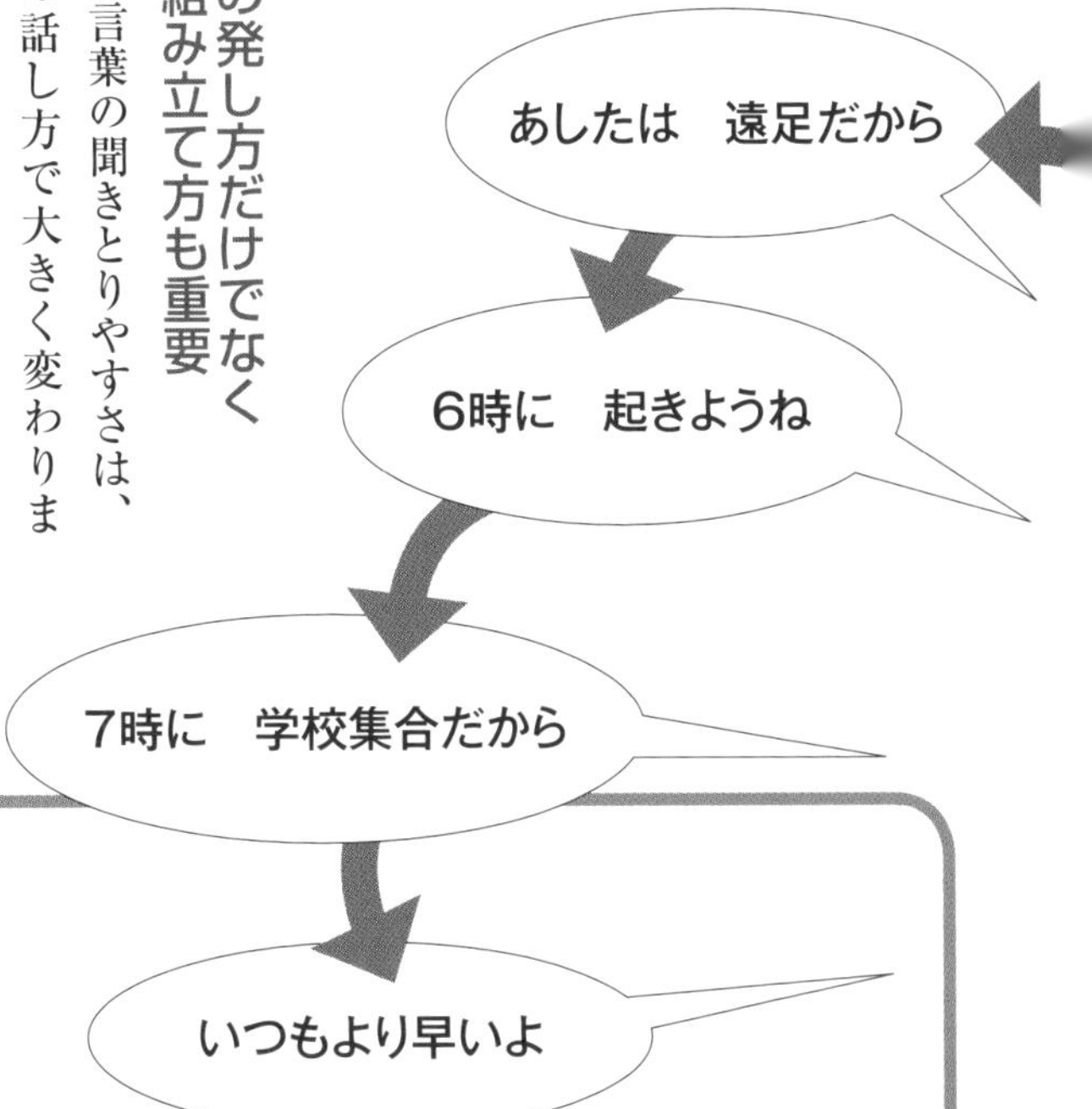
あしたは　遠足だから
6時に　起きようね
7時に　学校集合だから
いつもより早いよ

聞きとりやすくする

### 聞き方のルール

「ちゃんと聞きなさい！」と言いたくなるかもしれませんが、「ちゃんと」の中身を伝えなければ、どうすればよいか子どもはわかりません。人の話を聞くときの心得を具体的に伝えます。

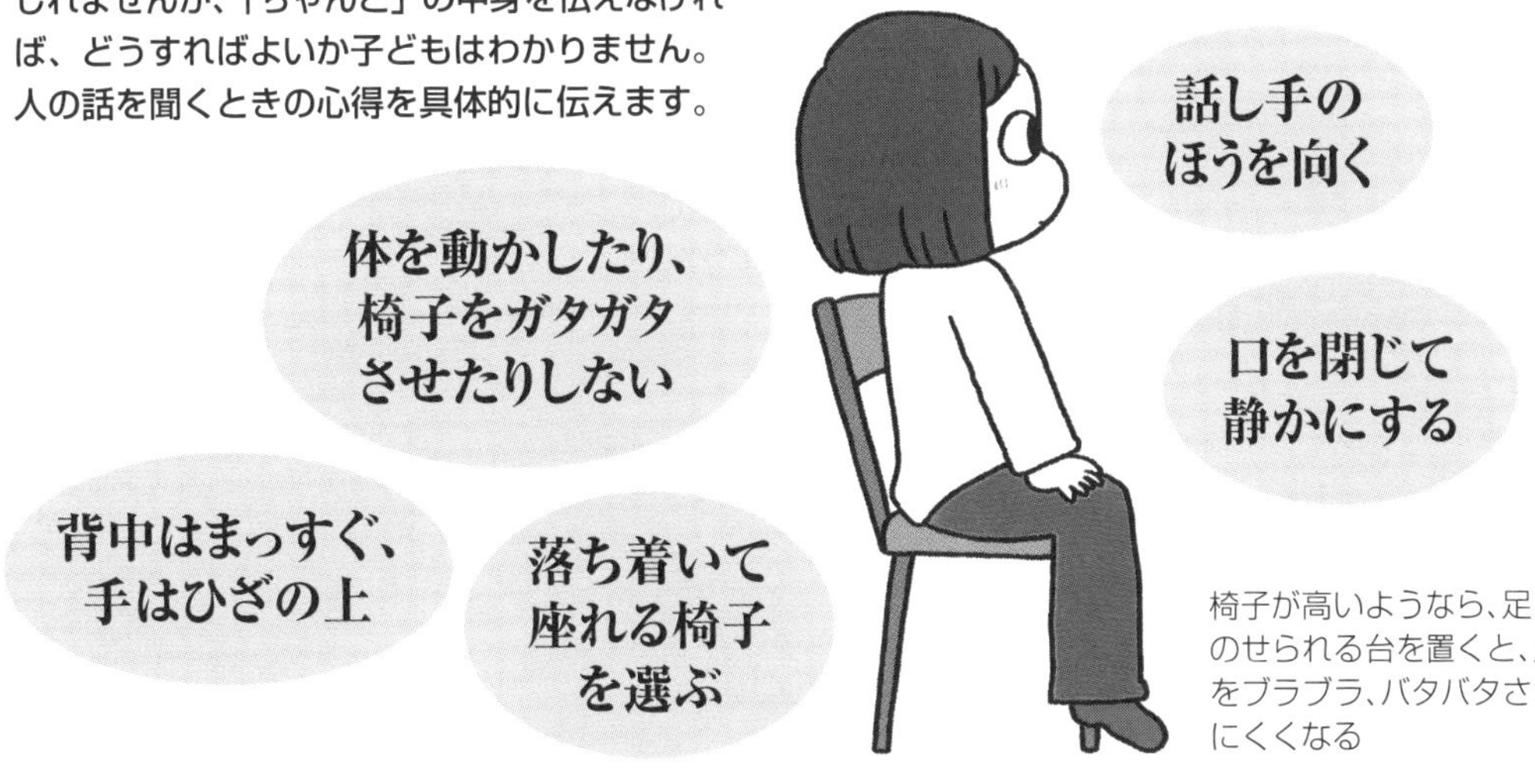
話し手の
ほうを向く
口を閉じて
静かにする
体を動かしたり、
椅子をガタガタ
させたりしない
背中はまっすぐ、
手はひざの上
落ち着いて
座れる椅子
を選ぶ

椅子が高いようなら、足をのせられる台を置くと、足をブラブラ、バタバタさせにくくなる

**今すぐ始めよう②**

# 話すだけでなく「見てわかる」ように工夫する

聞きとりは苦手でも、ＡＰＤの子どもたちの多くは見ればわかります。話すとき、指示するときには「視覚化」を心がけましょう。これも、家庭でも学校でも取り入れられることです。

## 聞きとりを補完させるもの

話し手が発する声だけでなく、話し手の表情や口元の動き、身ぶりなどの情報が加わると、話の理解度が高まります。

### 話し手の表情

話し言葉は、表情なく棒読みで語られるより、豊かな表情で、抑揚をつけて発せられるほうが、話し手が意図するニュアンスを伝えやすくなります。

### 口元の動き

口元の動きは、難聴がある子どもにとっては語句を判別する重要な手がかりになります。口を動かすことにより言葉が明瞭になるため、APDでも同様に、聞きとりにくさを補完する役目を果たすと考えられます。

### 状況によりマスクを外すかフェイスシールドで

感染症対策のためにマスクが必須とされる場面もありますが、感染のリスクが低い状況なら、話すときにはマスクを外す、あるいは口元が見える透明なフェイスシールドで代用することで、聞きとりやすさが増します。

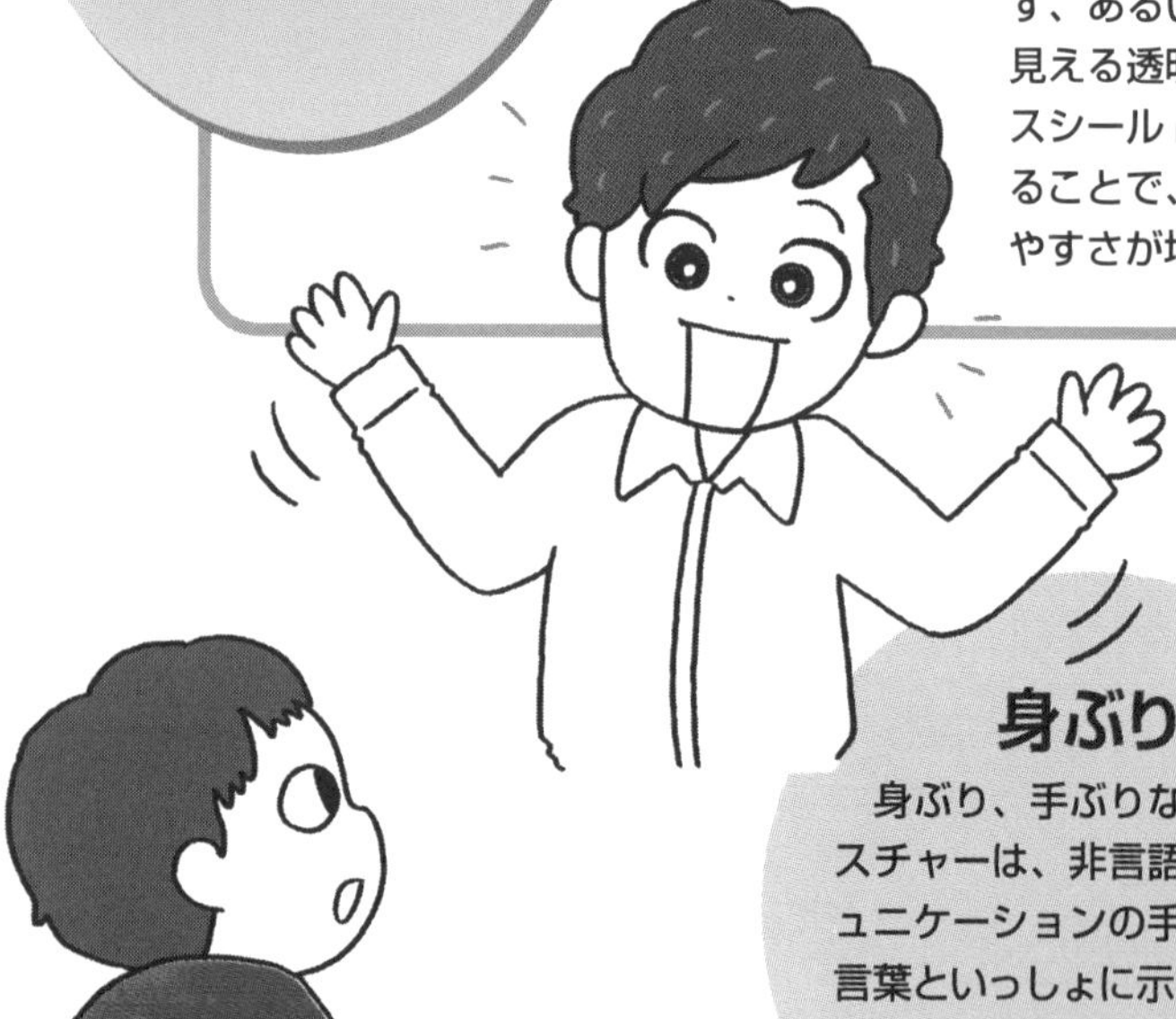

### 身ぶり

身ぶり、手ぶりなどのジェスチャーは、非言語的なコミュニケーションの手段です。言葉といっしょに示すことで、わかりやすさが高まります。

## 視覚情報をいっしょに提示する

聴覚情報の処理がスムーズにいかなくても、視覚情報は理解しやすい傾向がみられます。具体的なものや絵を見せて話すと、話の内容や状況を正しく理解する助けになります。

### 絵・写真・文字カード

スケジュールを伝えたり、手順を示したりするときには、言葉で伝えるだけでなく、絵や写真、文字などを見せて伝えるようにします。

聞き逃しが多いようなら、発達障害のある子どものための支援ツールとして用いられる「絵カード」などを利用するのもよいでしょう。

### メモをとらせる

覚えておくべきことなどは、メモをとって見返せるようにするとよいでしょう。メモを話し手がチェックすれば、理解できている点、聞きもらしている点が明らかになりますので、補足説明もしやすくなります。

APDの傾向は、大人になっても大きく変わらないこともあります。子どもの頃から、メモをとる習慣をつけておくことは、社会に出てからも役立ちます。

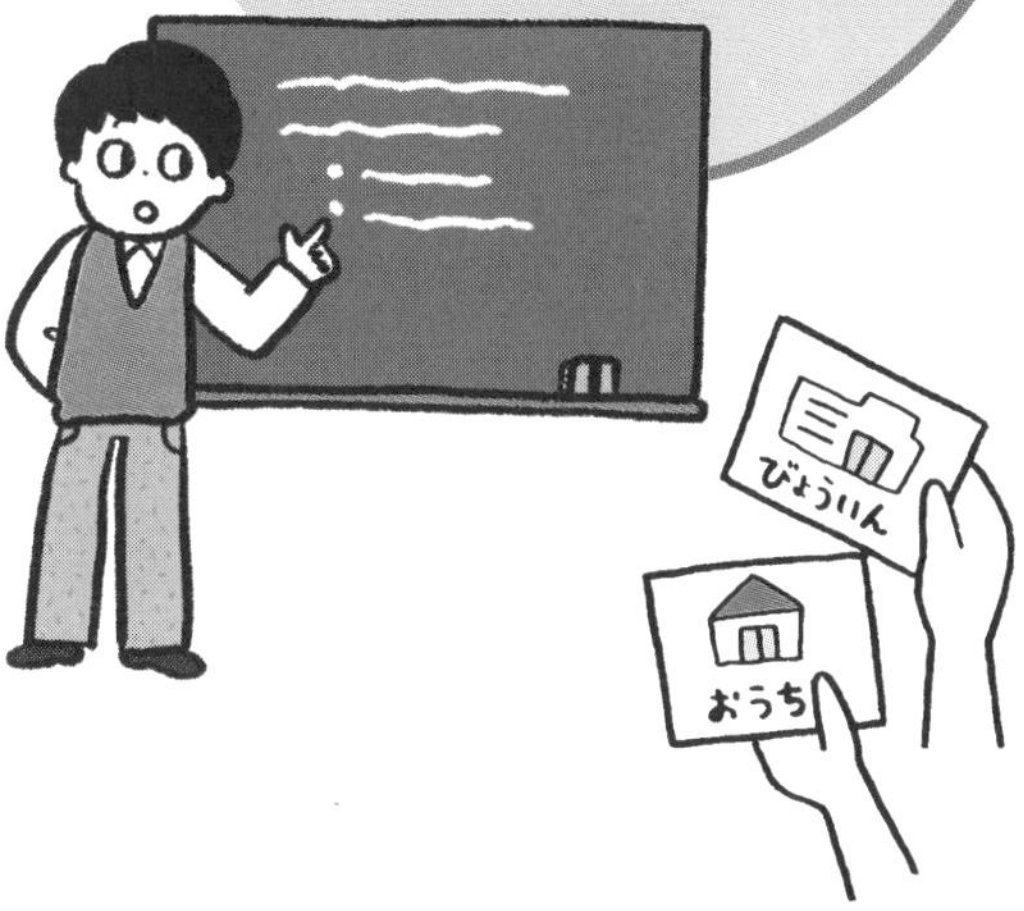




## 理解できたか確認しながら話を進める

話し方、伝え方に工夫するとともに、自分の話を子どもが理解しているか、子どもの様子をよく見ながら話を進めましょう。伝わっていないようだと感じたら、くり返して話したり、かみ砕いた説明を加えたりするだけでなく、文字や絵で説明を補足するとよいでしょう。

また、子どもになにかさせようとするときには、指示が伝わっているか、確認しながら話を進めるようにします。このとき、「わかった?」「いいね?」と尋ねるだけだと、子どもは聞きとれていなくても、「わかった」「いいよ」と返事をすることがよくあります。

たとえば、「明日は何時に起きるのだっけ?」「明日の持ちものは?」などと問い直し、指示内容を子どもの口から復唱させるとよいでしょう。指示どおりに動くかどうかを見届けることも大切です。

学校でできること①

# 聞きとりやすい、わかりやすい環境づくりを

雑音の多いところでは、聞きとりにくさが強まります。多くの子どもたちが集まる学校では、さまざまな雑音が生じがち。「音」に配慮した集中できる環境づくりが求められます。

## 教室内でできる工夫

APDの子どもがかかえる「聞きとれないストレス」を減らすポイントの一つが、できるだけ雑音を減らすことです。

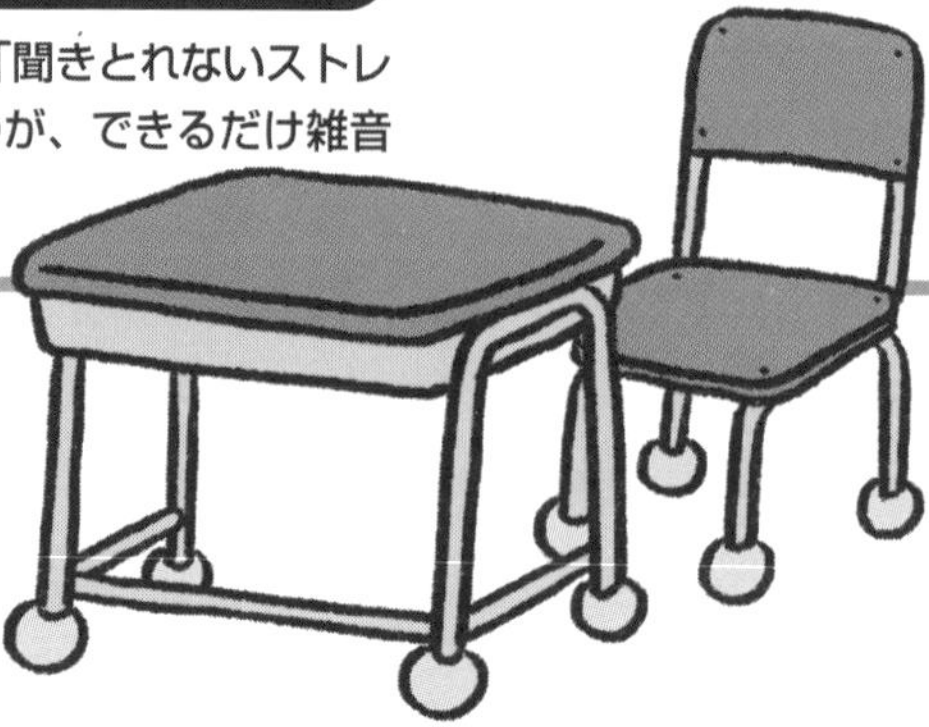

### 雑音を減らす対応

教室の椅子や机の脚にカバーをかぶせることで、教室内の雑音はぐんと減ります。カバーは、100円ショップなどでも「脚カバー」などという名称で販売されています。

### 座席位置を配慮する

先生と比較的距離が近く、聞きとりにくかったときに、ほかの子どもの様子を見て、なにを言われたか類推しやすい席——となると、前から2〜3番目の真ん中あたりがよいでしょう。

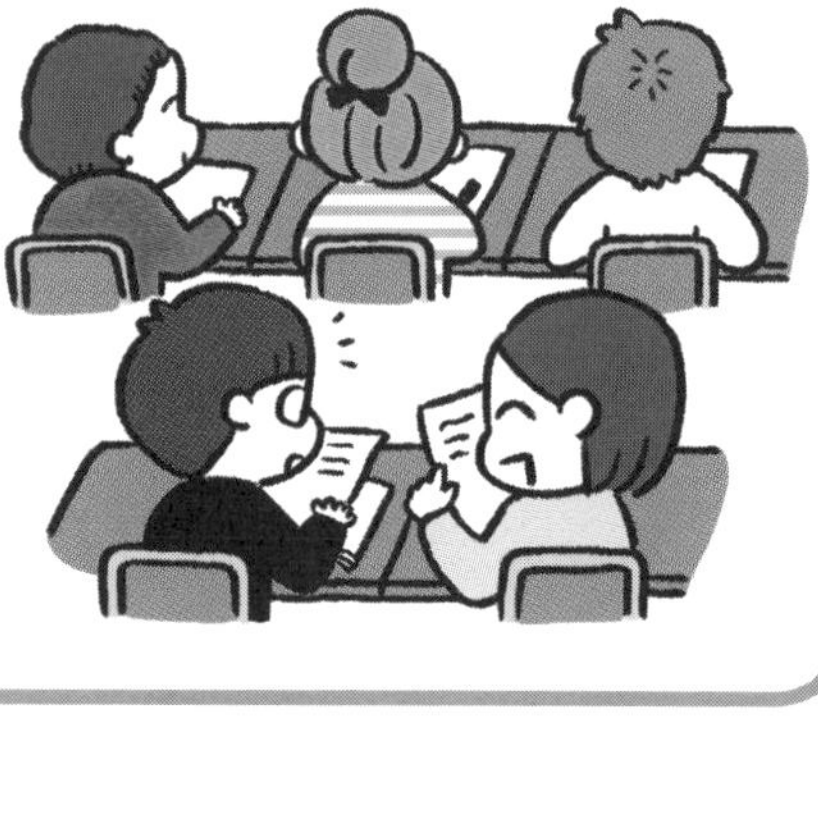

### 「静かに聞く」はすべての子に必要な指導

先生や発言者の話を聞きとろうとしているときに周囲が関係のない話をしていると、それが雑音となって、聞きたい話が聞きとれなくなってしまいます。「人の話は静かに聞く」という基本的なルールは徹底しましょう。

## 「送受信機」の利用を検討

送受信機を使えば、話し手の声を聞き手の耳にはっきり届けることができます。APDの子どもには有効な補聴援助システムです。

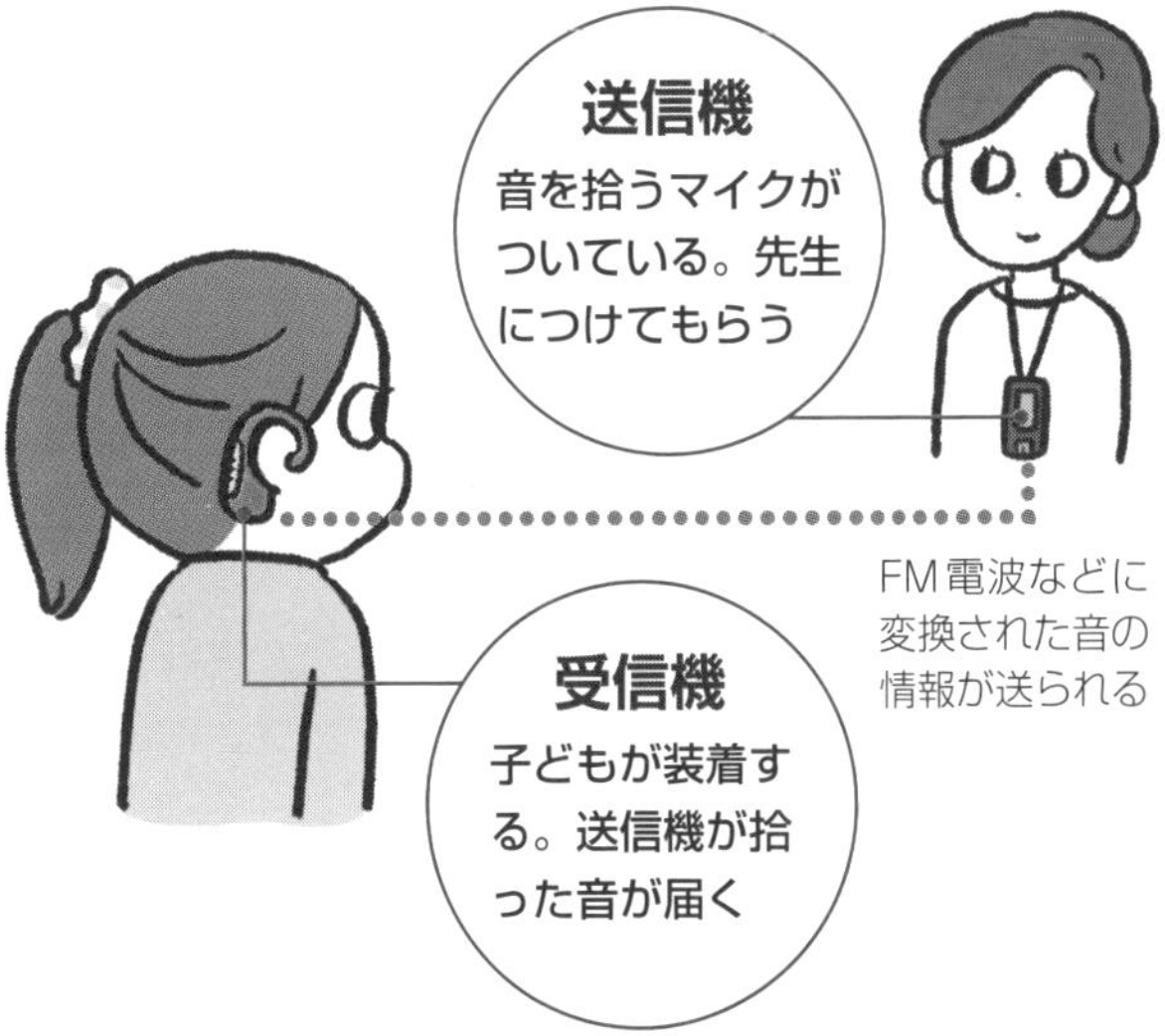

送信機
音を拾うマイクがついている。先生につけてもらう
FM電波などに変換された音の情報が送られる
受信機
子どもが装着する。送信機が拾った音が届く


### 先生の声が大きくはっきり耳に入る

補聴器は、補聴器本体についたマイクが音を拾って増幅させるものなので、周囲の音がすべて大きく聞こえます。

これに対し、送受信機は、マイク部分が話し手のそばにあるので、話し手の声を選択的に拾うことができます。離れた位置にいても、送信機をつけた先生の口頭での指示は、目の前で話しているようにはっきり大きく聞こえます。

### 学校・教員の協力が必要

補聴援助システムは、機器の使用を学校が認め、現場の先生が使うことで初めて成り立ちます。利用を希望する場合は、送受信機の管理・操作を含め、学校側とよく相談してください。

### 購入費用は自己負担が原則

メーカーによって異なりますが、送信機、受信機の購入には、それぞれ数万円の費用がかかります。難聴がある場合、費用の一部を助成している自治体もありますが、難聴のないAPDの場合は助成の対象外となることが多いようです。

## なぜ配慮が必要か 子どもたちの理解も必要

APDの子どもの聞きとりにくさは、学校での生活に大きく影響します。

先生の話や、友だちの発言を聞くことの比重が大きい座学の授業はもちろん、実技の時間も、先生の指示を聞いて課題に取り組みます。聞きとりやすい環境を整えていきましょう。

一方で、聞きとりにくさへの配慮に対し、ほかの子どもたちが疑問に思うこともあります。なぜ机や椅子の脚にカバーを取りつけるのか、いつも座席位置を優先的に決められる子がいるのはなぜか、先生はなんのためにマイク（送信機）をつけているのかなど、説明する機会をつくるようにするとよいでしょう。

補聴援助システムを利用する場合には、子ども自身が自分の症状を理解し、システムの利用に必要な機器を適切に扱えるように、家庭で教えておくことも必要です。

学校でできること②

# 授業中のひと工夫で子どもの理解度が高まる

学校での授業は「先生が話す→子どもが聞く」というかたちで進められるのが基本です。ここに視覚情報を加えることが、聞きとりが難しい子どもには有効です。

## 授業のわかりやすさを高めるポイント

学校での授業のなかで、APDの子どもたちの理解を助けるためにするとよいことは、難聴のある子どもに対する配慮と重なります。そのポイントを紹介しておきましょう。

### 「なにかする」のと「話を聞く」のは別々に

板書を書きとったり、プリントを読んだりする時間をとり、その間は話さないようにします。なにかしながら話を聞こうとしても、なかなかうまくいきません。

### 話し方に注意

はっきり明瞭な話し方を心がけます。「あれ、それ」といった指示語はできるだけ避けることもわかりやすさを高めます。

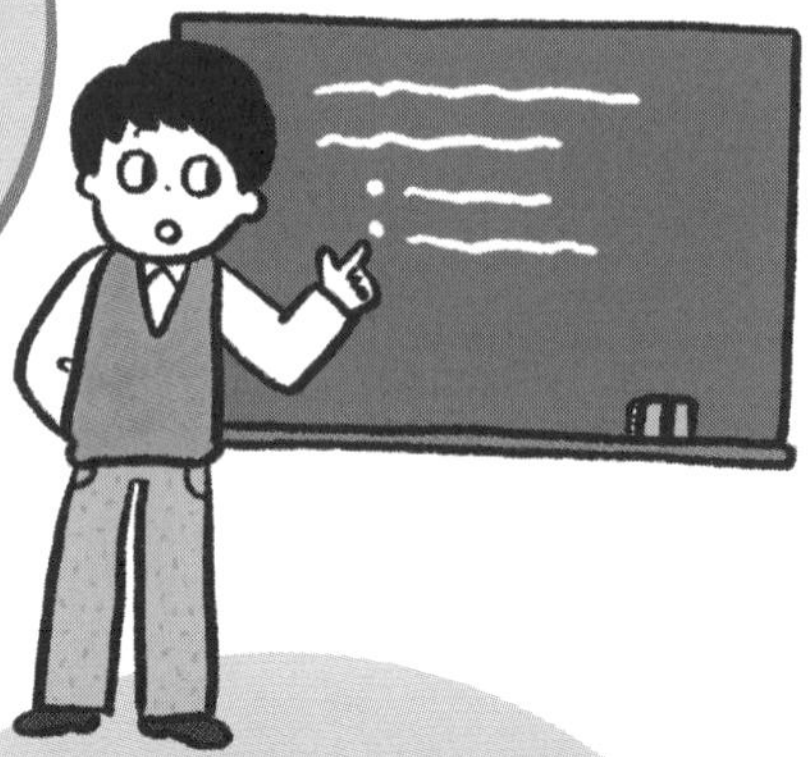

### プリントを配付する

解説と板書に加え、あとで見返すことができるように、できるだけプリントを用意しておきましょう。

### テーマ・キーワードは板書する

聞きとりにくさがある子どもは、これからどんな話をされるのかわからないと、緊張感が高まりやすくなります。最初に話のテーマが提示されると見通しをもって聞けるので安心できるうえ、紛らわしい言葉が出てきたときも聞き分けやすくなります。

また初めて出てくる言葉や、キーワードも必ず板書して「文字」で示しましょう。聞きもらし、聞き間違いによる誤解を避けられます。

## グループ学習は「ルール」を作ってわかりやすく

グループでの討論などが、学習時間に組み込まれている場面も多いでしょう。複数の子どもが口々に発言すると、APDのある子どもの聞きとりが非常に難しくなります。発言のルールなどを決めておきましょう。

- ●議論の前に、要点を紙にまとめる時間を設定する
- ●発言の順番や、持ち時間を決める
- ●司会を立てて、発言が錯綜しそうなときの整理役とする
- ●マイクに見立てた筒などを用いて、それを持ってから発言するようにする　など

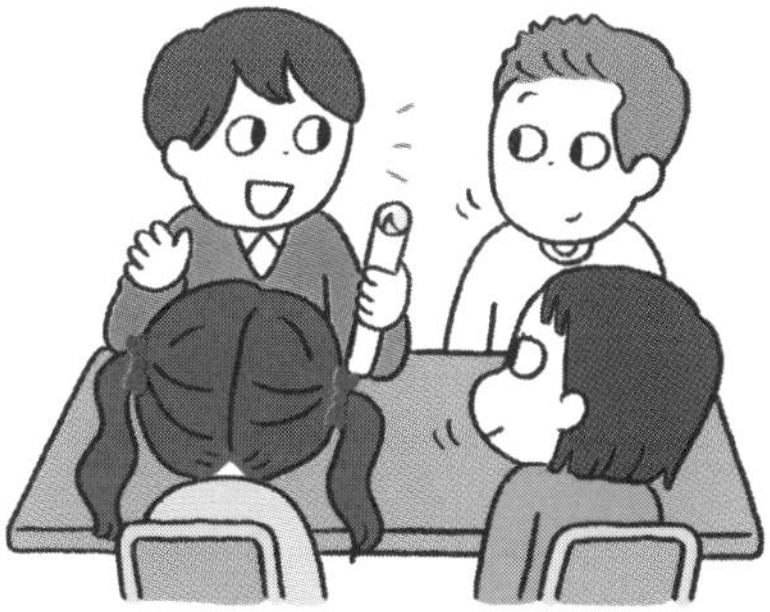

## 「〜しながら」話さない

話をするときは、子ども全員の正面で話すようにします。板書しながら、あるいは教室内を歩きながら、子ども全体に向けて話すと、先生の後ろ側に位置する子どもの聞きとりにくさが増してしまいます。

## 重要なことは強調する

大切なことは、「ここがポイント」であることを強調し、ときには個別に名前を呼ぶなどして、注意を引きつけてから話したり、くり返し伝えたりします。

内容を理解しているか、具体的な質問をして答えさせて確かめます。

## 動画には字幕をつける

教材などで使用する動画を作成する際、音声が入る部分には、できるだけ字幕をつけるようにします。

## 話すだけでなく視覚情報を増やす

聞きとりにくさがある子どもがいることを前提に、視覚情報を増やしていくことを考えましょう。教室外の場所、校庭や体育館での授業や課外活動の際も、紙の資料を配る、手順などを書いて示すなど、聞きとりを補完させる手立てが必要です。

こうした配慮で、「聞きとれずに困る」という体験を減らし、「わかる」という体験を増やすことが、子どものすこやかな成長につながります。

## 家庭でできること①

# 体験の積み重ねが「聞きとる力」の基礎になる

たくさんの言葉にふれ、その意味を理解し、使えるようになるうちに「聞きとる力」も伸びていきます。語彙力や理解力を伸ばすのに近道はありません。日々の積み重ねが大切です。

### 体験を増やす、体験の幅を広げる

新しいことに挑戦すれば、それだけ新たな言葉にふれる機会も増えます。家族でいっしょに楽しい経験を増やしていきましょう。

### 出かける

子どもが好きなことはなんでしょうか？　子どもが好きなものを見に行く、ほしいものを買いに行くなど、出かけ先を選ぶ段階から、いっしょに考えていくとよいでしょう。

### いっしょに遊ぶ

子どもにとって、遊びは総合的な発達を促すための大切な取り組みです。体を動かすこと、頭を働かせること、なんでも発達を促す体験です。言葉遊び（→P80）なども取り入れましょう。

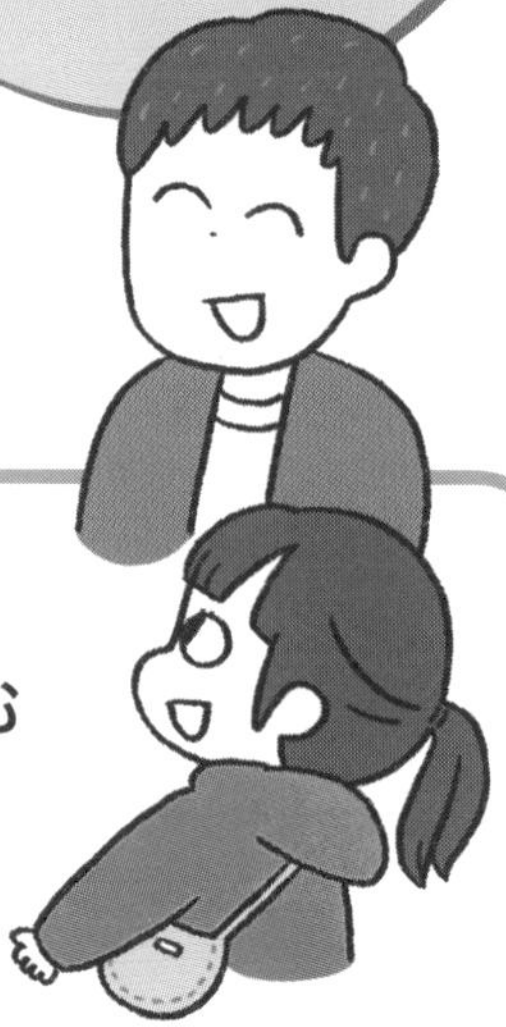

### 子どもの好きなことをいっしょに楽しむ

大人がよかれと思っても、子ども自身がまったく関心をもてないことをやらせるのでは、学びにつながりにくいでしょう。子ども自身の興味・関心に寄り添い、そこから体験の幅を広げていくようにするとよいでしょう。

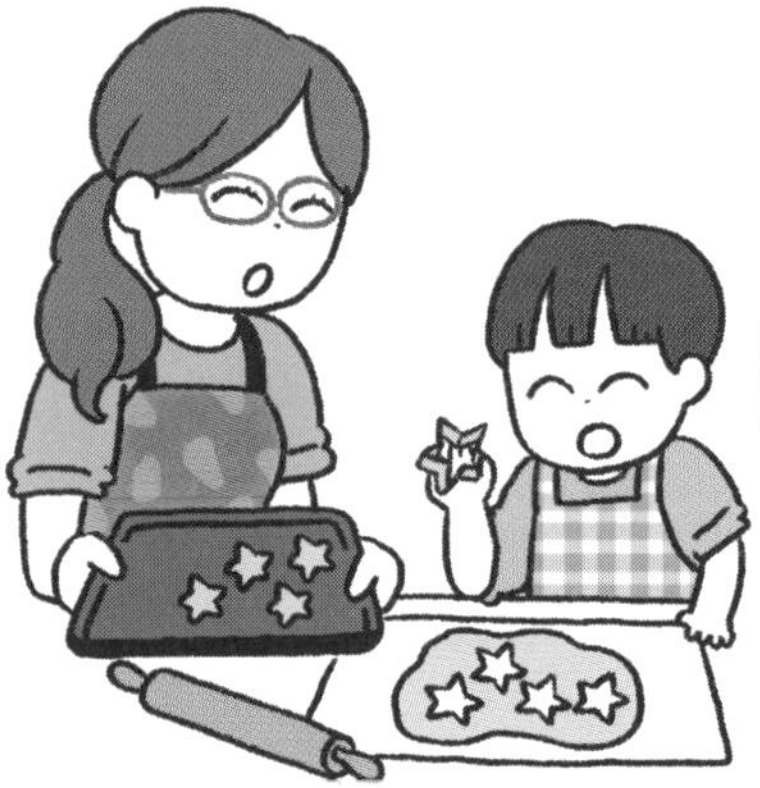

### お手伝いをしてもらう

家庭で取り組める体験としてすすめられるのは、「お手伝い」です。料理、洗濯、そうじなど、いっしょに手を動かすことで、知識だけではない「生きた言葉」を学ぶよい機会になります。

## ふり返って語り合う

体験を増やすだけでなく、その思い出を子どもとたくさん話すことが大切です。テレビなどは消して、会話に集中できるようにします。

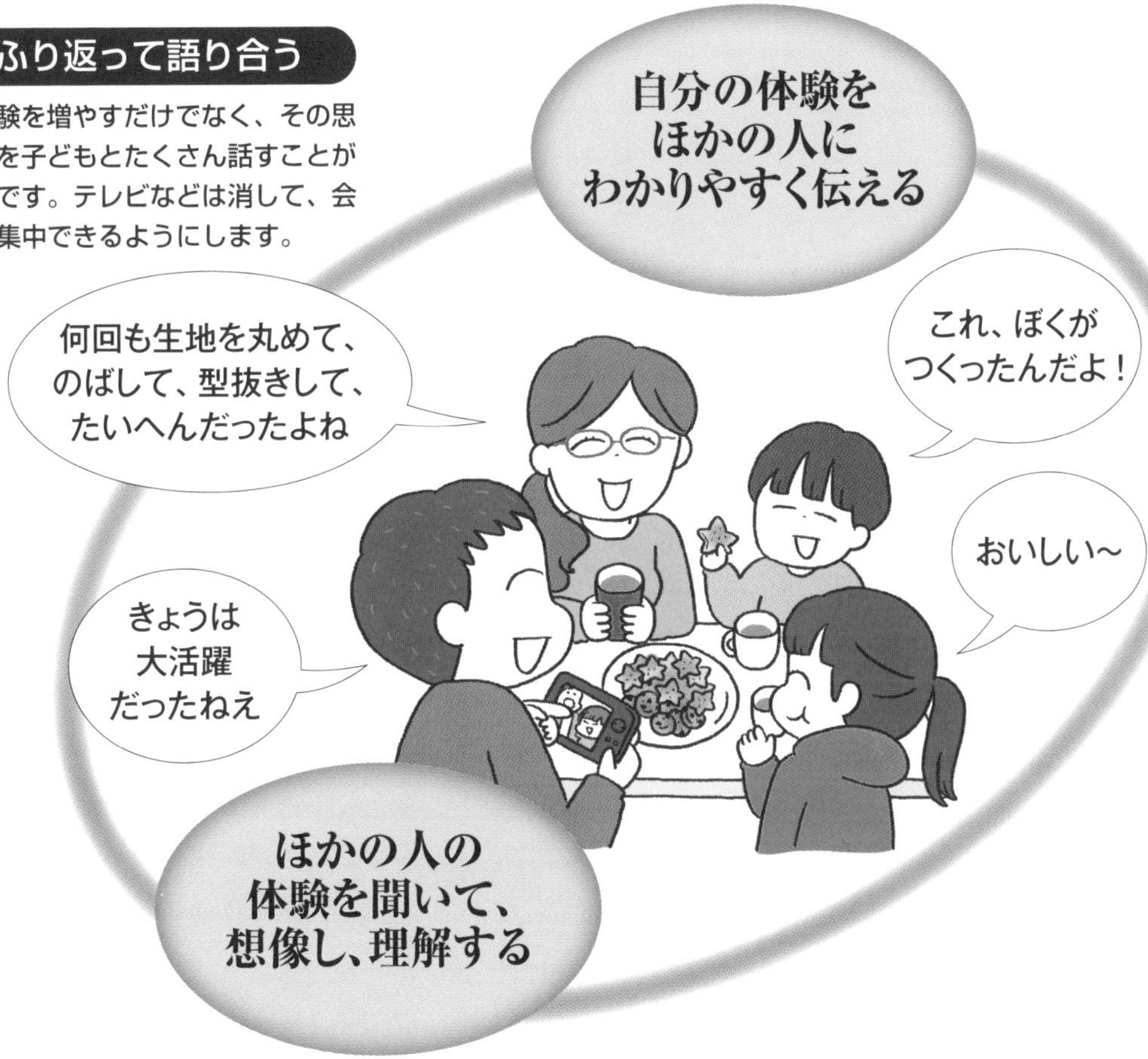
自分の体験を
ほかの人に
わかりやすく伝える
何回も生地を丸めて、
のばして、型抜きして、
たいへんだったよね
これ、ぼくが
つくったんだよ！
おいしい〜
きょうは
大活躍
だったねえ
ほかの人の
体験を聞いて、
想像し、理解する



## 言葉の発達の基礎にあるのは生活体験

これまで紹介してきたような話し方の工夫や聞きとりやすい環境の整備は、即効性のある聞きとり改善策といえます。それに加え、子どもの場合は言葉の発達を促すという観点でのかかわりも必要です。

聞きとりの能力は、言語発達の一要素です。語彙が増える、理解力が増すといった別の要素が強化されれば、聞きとる力の高まりも期待できます。

子どもは、生活のなかで見聞きするものを言葉によって識別していくことで、言葉を獲得していきます。さまざまな生活体験が言葉の発達の基礎となるわけです。「勉強」によって学ぶ言葉も、それまでの体験や知識と結びつくと、理解が進みやすくなります。

だからこそ、家庭で心がけたいのは、言葉の発達の根っこを育てること、つまりできるだけたくさんの経験を積ませることなのです。

# 「言葉遊び」を親子でいっしょに楽しもう

家庭でも簡単にできる言葉遊びは、聞く力、聞きとる力を育てていく一助となります。「トレーニングのため」と気負わず、親子でいっしょに楽しんでみましょう。

## 家庭でも楽しめる言葉遊びの例

言葉遊びは人数を問わず楽しめます。家庭でも、積極的に取り入れてみましょう。

### しりとり

前の人が言った言葉の最後の音から始まる言葉を、次の人が言うおなじみの遊び。ルールにバリエーションをつければ、年齢が高い子どもでも楽しめます。

**基本のしりとり**

こぶた→たぬき→きつね→ねこ→……

**2文字しりとり**

こぶた→ぶたにく→にくじゃが→じゃがいも→いもり→ありあおがえる→……

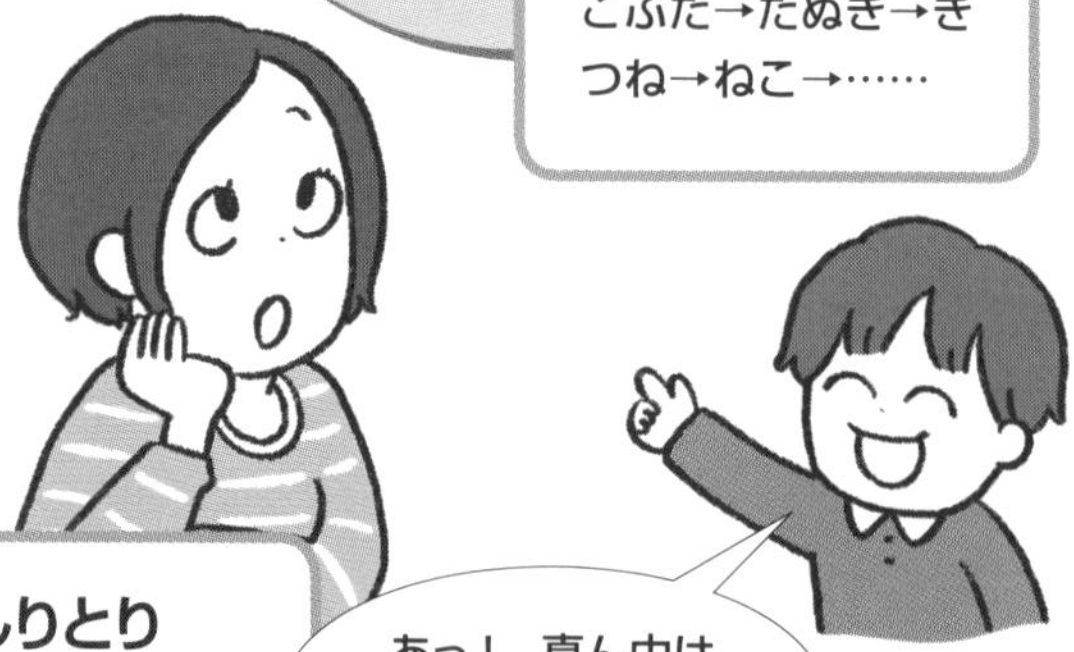


**真ん中しりとり**

こぶた→ぶいあーる（VR）→あひる→ひらめ→らっこ→つくし→くらげ→ランプ……

**つなげてしりとり**

こぶた→こぶた・たぬき→こぶた・たぬき・きつね→こぶた・たぬき・きつね・ねこ

**その他**

テーマしばり（動物の名前／人の名前／地名／駅名など）、文字数限定など

## 子どもと過ごす時間に取り入れてみよう

言葉を使ったゲームや遊びは、音が似ている言葉を聞き分けたり、同音異義語を聞きとったりする練習になるという側面があります。家庭で楽しみながらできる、聞きとる力を伸ばす取り組みの一つにもなりますから、子どもと過ごす時間に「○○しよう！」と誘ってみるとよいでしょう。

## かるた遊び

市販のかるたで飽き足らなければ、かるたを手作りしてみましょう。

### 「聞きとり練習かるた」を作ってみよう

音の似ている言葉を書き出して札を2枚（読み札と取り札）作り、読み手が読み上げた言葉と同じ札を取るようにすると、聞きとりのよい練習になるでしょう。

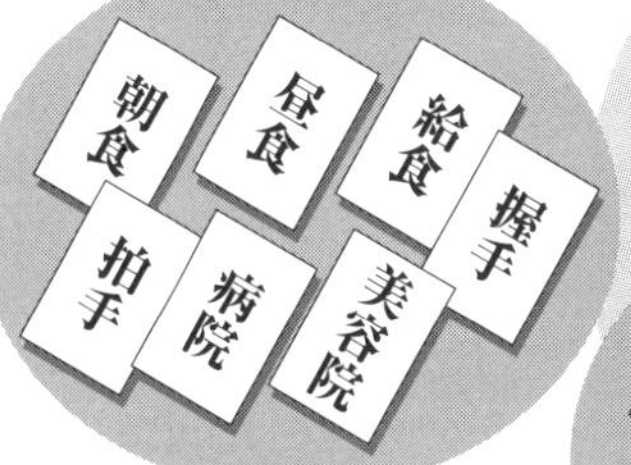


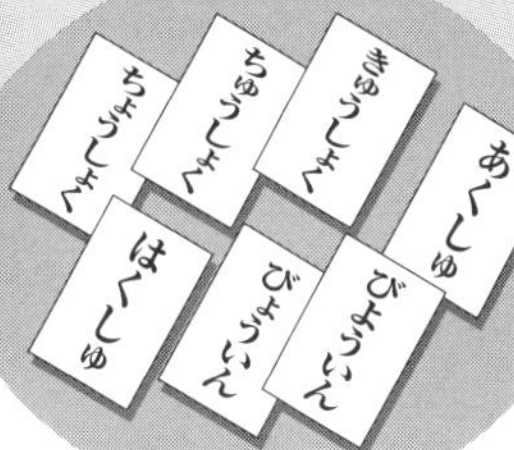


## 伝言ゲーム

聞いた話を正確に再現する練習になります。短めの文章から始め、誤りなく復唱できるようなら、長めの文章を伝えてみましょう。

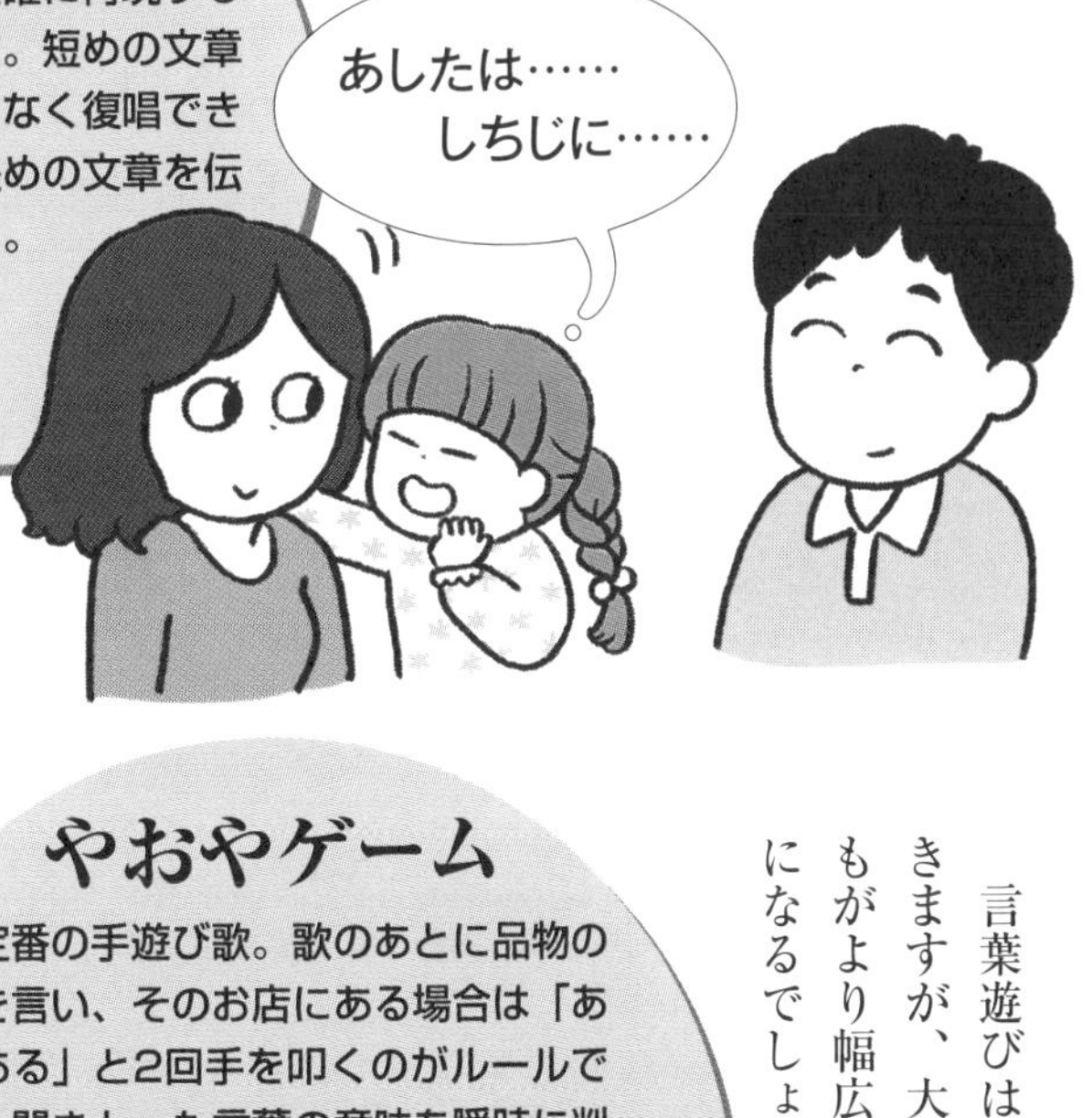

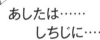

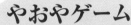


## なぞなぞ遊び

問題を聞いて、考えて、答える遊びは、言葉の力をつけるよい練習にもなります。「なぞなぞ」の本を利用するのでもよいですし、子どもの好きなものを題材に、オリジナルのなぞなぞを大人が考えて、問題を出すのもよいでしょう。

## やおやゲーム

定番の手遊び歌。歌のあとに品物の名を言い、そのお店にある場合は「あるある」と2回手を叩くのがルールです。聞きとった言葉の意味を瞬時に判断する練習になります。

品物の名を言う人は1人に決めてもよいですし、ゲームの参加者が順番に言っていくのでもかまいません。「パン屋」「魚屋」「花屋」などに替えていけば、何度でも楽しめます。

やーおやのお店にならんだ
しーなもーの一見てごらん

だいこん（　）、にんじん（　）、
にんじゃ（………）、きゃべつ（　）、
ぴーまん（　）、えのきだけ（　）、、
えのぐばこ（………）

言葉遊びは子どもどうしでもできますが、大人が加われば、子どもがより幅広い言葉に触れる機会になるでしょう。

# 「聞きとりのトレーニング」は楽しみながら続ける

子どもの場合、適切なトレーニングは、聞きとる力をつけるのに有効と考えられます。ただし、無理に強いても続きません。楽しみながら取り組める方法を考えていきましょう。

## 楽しみながら語彙力をつける

聞きとる力を底上げするのが語彙力です。本を読むのは語彙を増やすのに効果的です。

### 読み聞かせ

読み聞かせは、子どもが一人で読書する習慣につながります。自分で文字が読めるようになっていても、子どもが楽しめるなら読み聞かせの時間をつくるのはよい試みです。

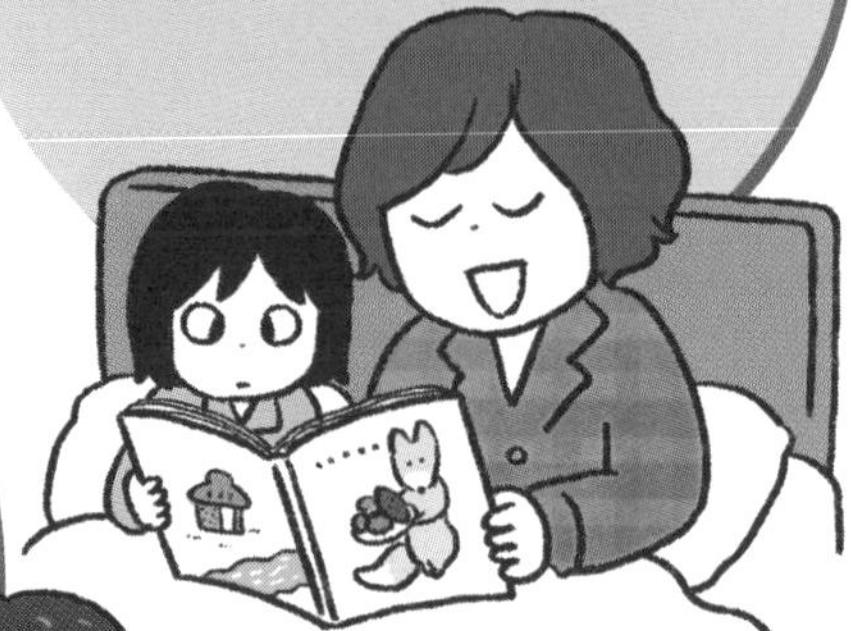

### 読書

語彙を増やすには、子どもが一人で本をたくさん読むのがいちばん効果的です。

本のなかには、ふだんの会話では使わないような言葉がたくさん詰まっています。文脈を追えば、その意味がつかめてきます。語彙力とともに、推測力もつけられます。

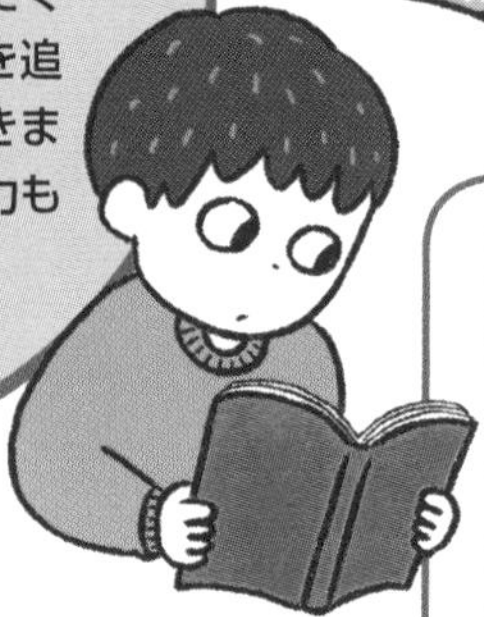

### 漫画でも語彙力はつく?

漫画は視覚情報に富んでいるため、文字をしっかり読まずとも状況や心情が理解しやすいという面があります。語彙を増やすという点では、一般的には文字だけの本を読むほうが効果的といえるでしょう。

ただ、漫画のセリフや解説文から、知らない言葉、難しい言いまわしを学ぶこともあるでしょう。語彙を増やす効果は、それなりにあると考えられます。

## 親子で共有できる体験の一つになる

聞きとる力をつけていくためのトレーニングは、「聞く」だけでなく、「読む」ことも効果的です。「読む」習慣は、正確な聞きとりに必要な語彙の豊富さ、話を聞いて理解する力を伸ばすのに有効と考えられます。

聞きとりそのもののトレーニングも有効です。「お話」を聞いた

## ゲーム感覚で挑戦しよう！

教材を使い、語彙力を増やしたり、聞きとりの練習を重ねたりするのもよいでしょう。「お題」をクリアするゲームのつもりで取り組めば、続けやすくなります。

### 「聞きとり」の練習をする

話を聞き、その内容が理解できているかをチェックしていきます。問題が難しすぎても、逆に簡単すぎても子どもはやる気が削がれやすいので注意してください。

### 語彙力アップのためのドリルに取り組む

読書は好きでなくても、ドリル形式の問題集は楽しんでできる子もいます。「語彙力アップ」のための教材は数多く販売されています。そうした市販教材を利用するとよいでしょう。

### 教材を使う

発達障害のある子ども向けの教材のほか、「お受験」対策用の教材などが利用できます。小学校の入学試験では「聞きとり」の問題が出されることが多く、音源付きの教材がいろいろ市販されています。小学生以上でも十分使えます。

▼聞きとり練習用教材例

『ワーキングメモリーとコミュニケーションの基礎を育てる聞きとりワークシート1～3』（かもがわ出版）

『きくきくドリル　STEP1～3』（文英堂）

『みみなぞ』（草思社）

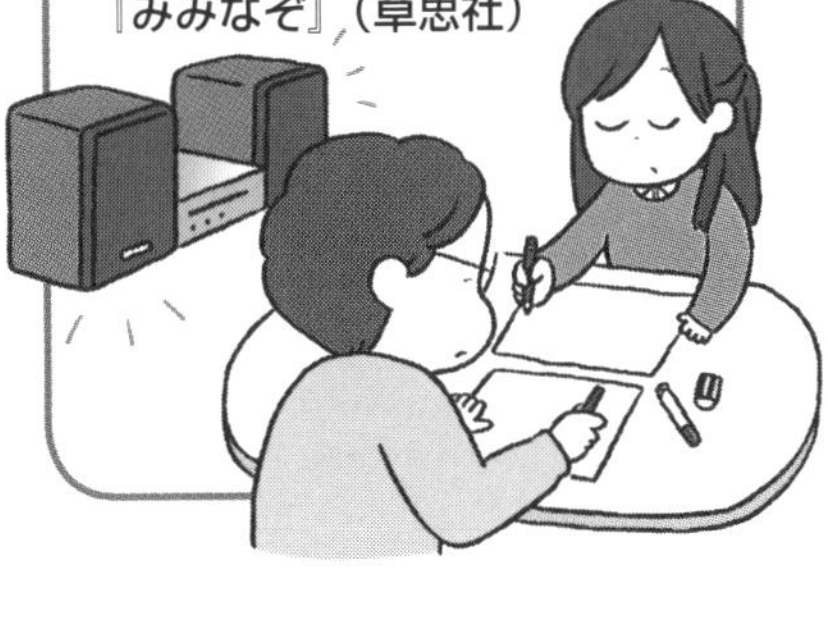

### ネット上の音源を利用する

「国語　聞きとり　練習問題」などといったキーワードで検索してみると、入試対策用の問題例が聞けるサイトを見つけることができます。中学生向きの問題もあるので、お試しで挑戦してみるのもよいでしょう。

あとにその内容を答える練習をしていると、ぼんやり聞いているときと、集中して聞いているときの違いにいやでも気づかされます。トレーニングを重ねれば、話を聞くときの注意の向け方が身についてくるでしょう。どこが大切なポイントか、なにをメモしていけば、あとで思い出すのに役立つかなどといった「記憶のしかた」の練習にもなります。

発達の途上にある子どもは、「伸びしろ」も大きいと考えられます。「やらせなければ！」と焦ることはありませんが、親子で共有できる体験の一つとして、取り入れてみるとよいでしょう。

COLUMN

# 子どもの不安や悩みを聞くことも大切

## 聞きとりにくさからくる悩みをかかえていることも

子どもが元気に、楽しそうに過ごしている姿は、大人にとって大きな喜びを与えてくれるものでしょう。しかし、子どもがいつもそうした状態でいられるわけではありません。

ＡＰＤの症状がある子どもは、聞きとりにくいがために、行動がいつもみんなからワンテンポ遅れたり、誤解されたりしがちです。心ない言葉を投げかけられ、ひどく傷つくこともあります。聞きとりに影響を及ぼすような特性が、人間関係を難しくしていることもあります。

いやな思いをしていても、子どもは率直に訴えられないことがありますが、表情やふるまい、体調の変化などとして現れやすいものです。気がかりな様子がみられたら、子どもの話をゆっくり聞きましょう。聞きとりにくさへの対応が不十分なら、今一度、学校側と相談する機会をつくってみてください。

長い人生、「困ったこと」はこれから先もなにかしら生じるでしょう。それでも「困っているときは相談してもいい」「相談すればなんとかなる」と思えれば、深刻な問題は避けやすくなります。子どもが今かかえている不安や悩みに一つひとつ対応していくことは、子どもの将来の生きやすさを助けることにもつながるのです。

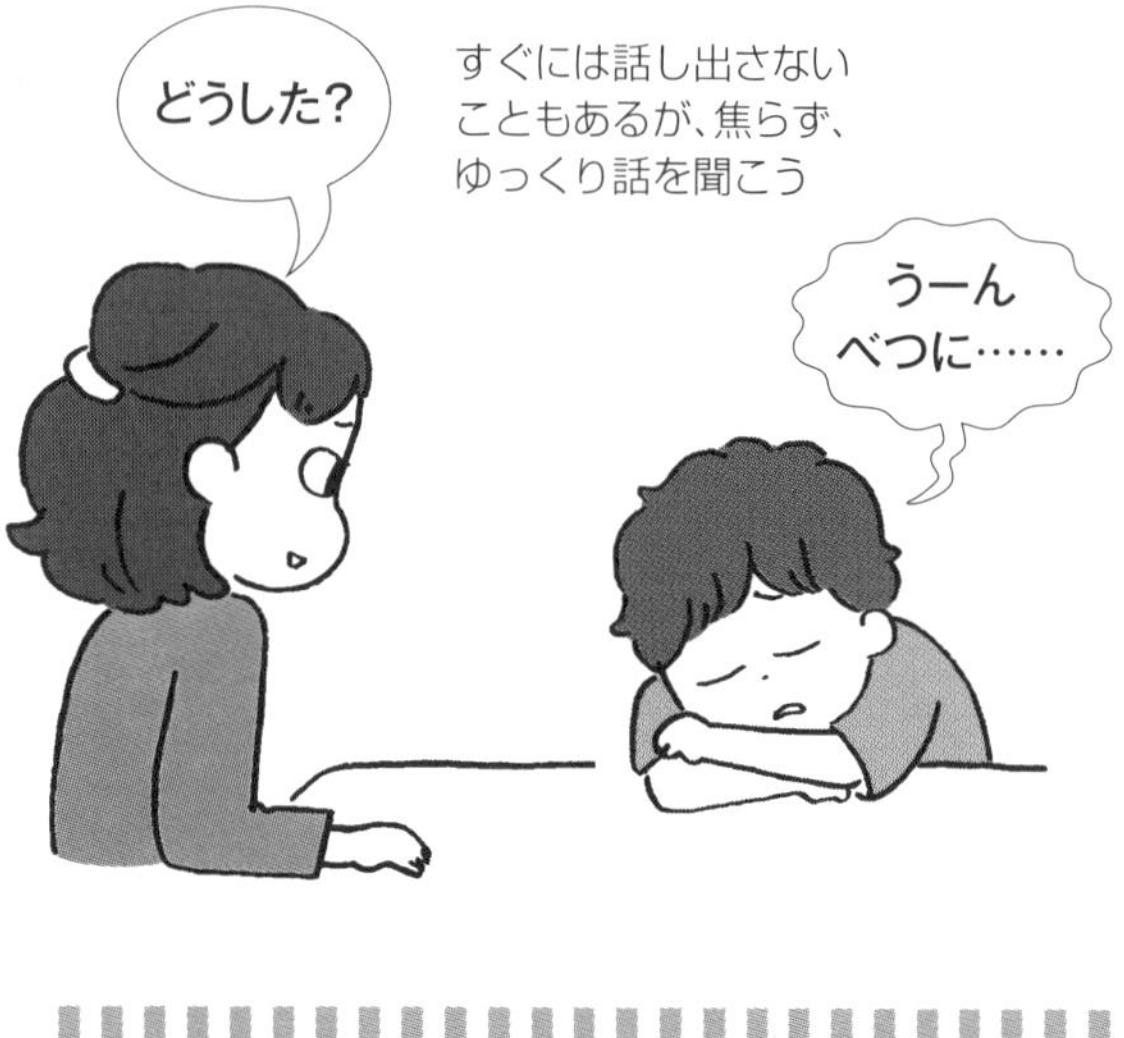


すぐには話し出さないこともあるが、焦らず、ゆっくり話を聞こう

# 第5章

# 大人のAPD症状に対処する

大人のAPDの多くは、「大人になるまで見過ごされていたAPD」です。
仕事をするようになって明らかになってきた
「聞きとりにくさ」を改善するためには、
自分でできる策もありますが、周囲の理解も必要です。
協力を求めることも重要な対処法の一つと心得ておきましょう。

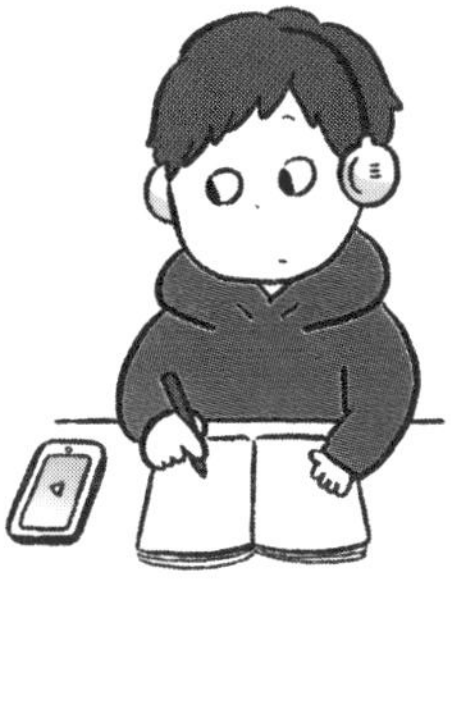

大人のケース／対処例

# 自分の状態を知ることで対策を立てやすくなった

「聞きとりにくさ」への対応は、自分の状態を知ることから始まります。自分を知れば、周囲の人に協力してもらいたいことも明らかになります。

**1** 私は就労後、聞きとりにくさに悩まされてきました（→P12）。そこで、友だちからのアドバイスもあって訪れたのがAPDの相談機関です。検査や面談などを重ねた結果、「APDと考えられる」という指摘を受け、対応のしかたを教えてもらいました。

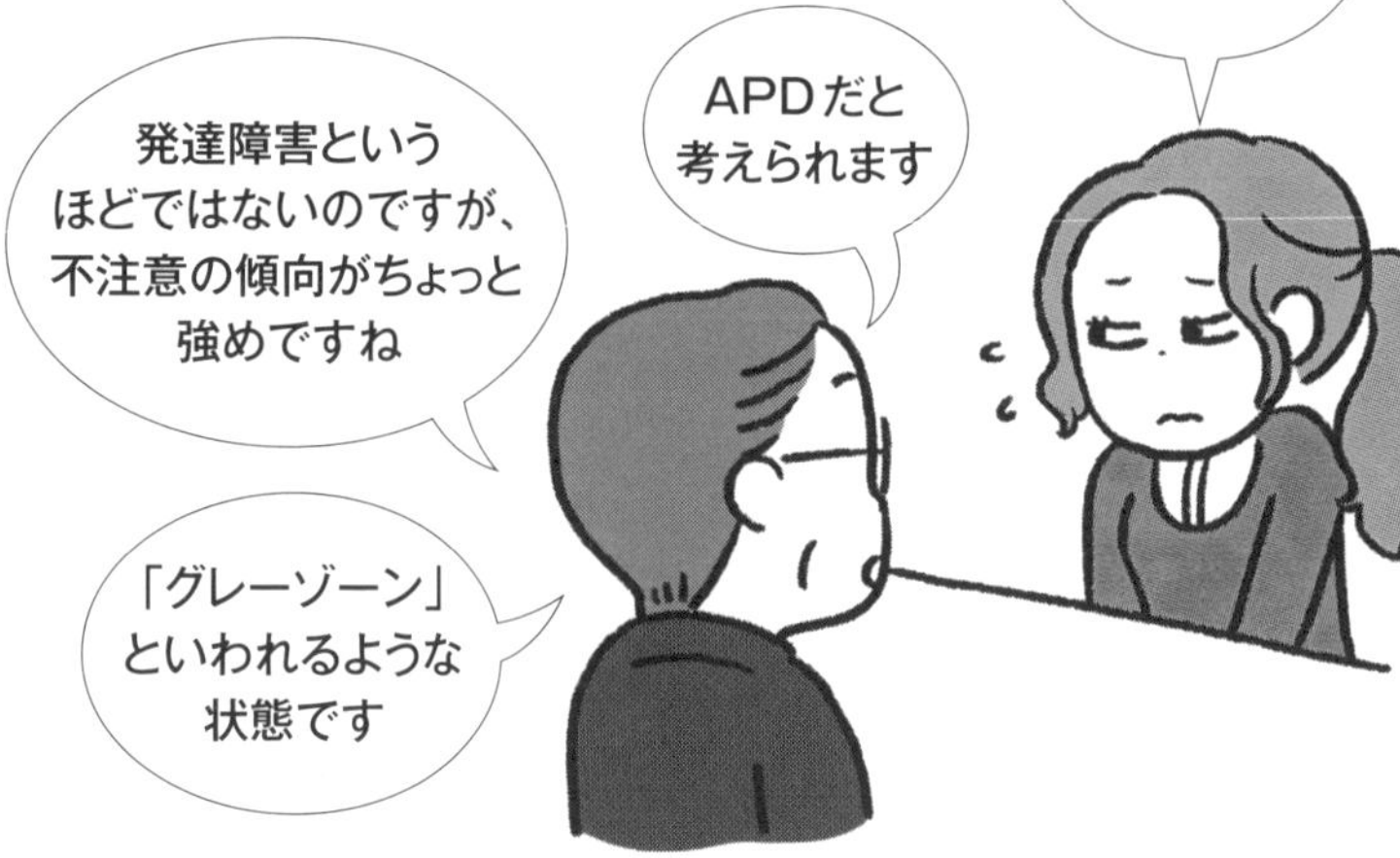
そうなんですね……
APDだと考えられます
発達障害というほどではないのですが、不注意の傾向がちょっと強めですね
「グレーゾーン」といわれるような状態です

**2** どうやら私の「聞きとりにくさ」は、注意の弱さからきているようです。いちばん苦手な電話応対は、どうがんばっても私向きではなさそうです。思い切って上司に事情を話し、相談してみることにしました。

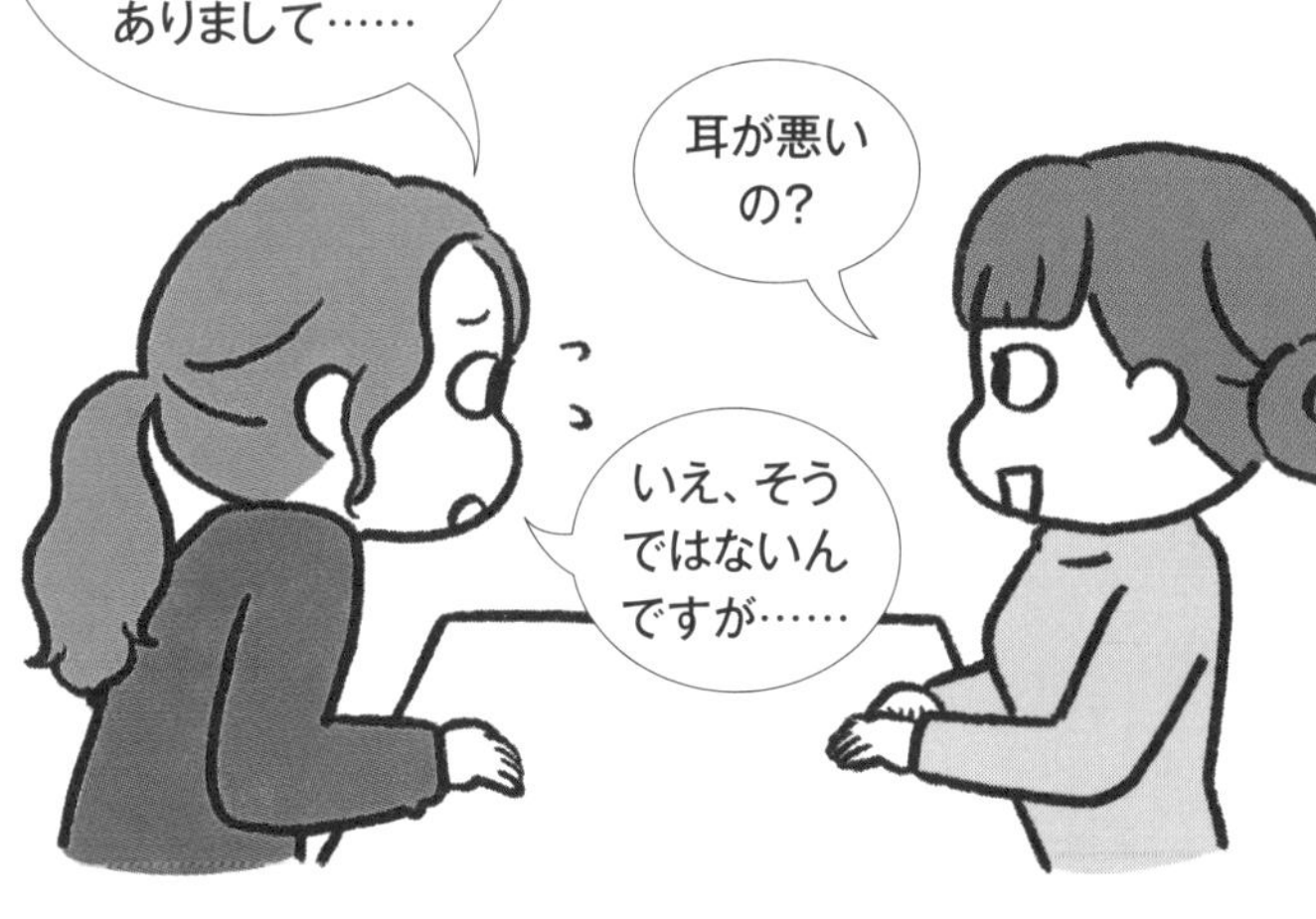
お気づきのことと存じますが、私、聞きとりに問題がありまして……
耳が悪いの?
いえ、そうではないんですが……

**3**　これまでの様子に職場のみんなも思うところがあったようです。「電話はとらなくてよい」ということになり、プレッシャーが少し減りました。

かわりに、というわけでもありませんが、自分の理解のために打ち合わせの内容はすぐに書類にまとめ、チームのメンバーと共有するなど、できることは率先して取り組むようにしています。

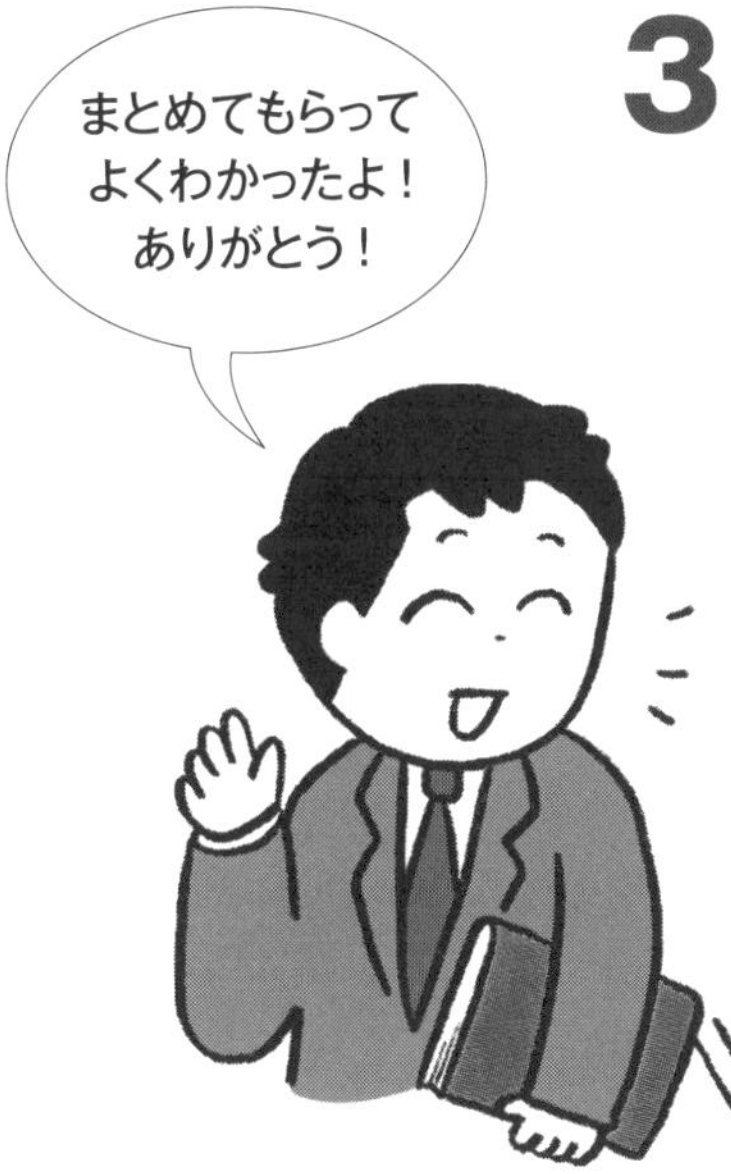
まとめてもらって
よくわかったよ!
ありがとう!

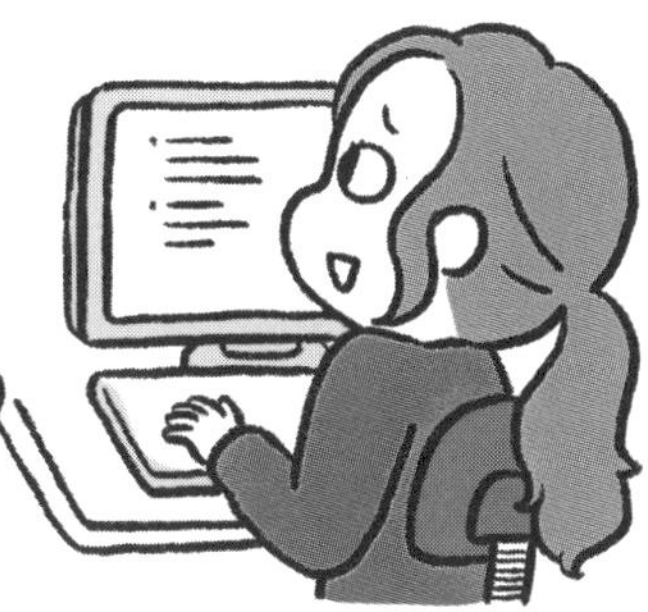

**4**　家でも、聞きとりのトレーニングをしたり、仕事関係の本を読んだりしています。ビジネス用語に慣れるにつれて、聞きとりやすさが増しているようにも思います。

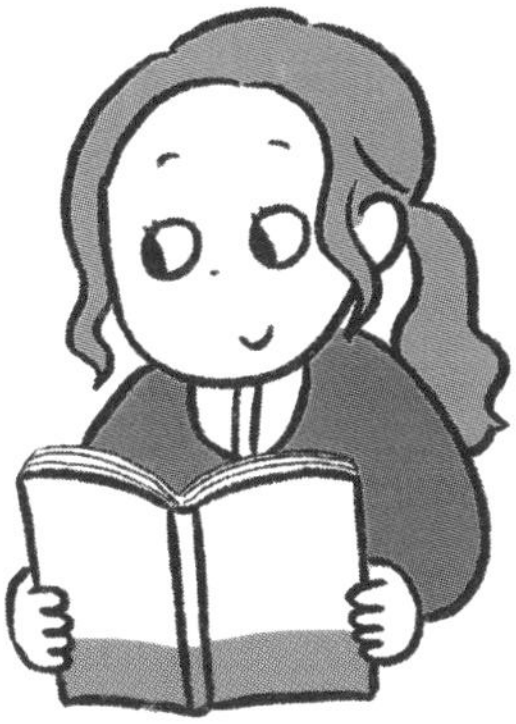

**5**　ざわざわしたところで聞きとれないのは相変わらずですが、飲み会での会話を覚えていないからといって、とくに問題はないと割り切れるようにもなってきました。

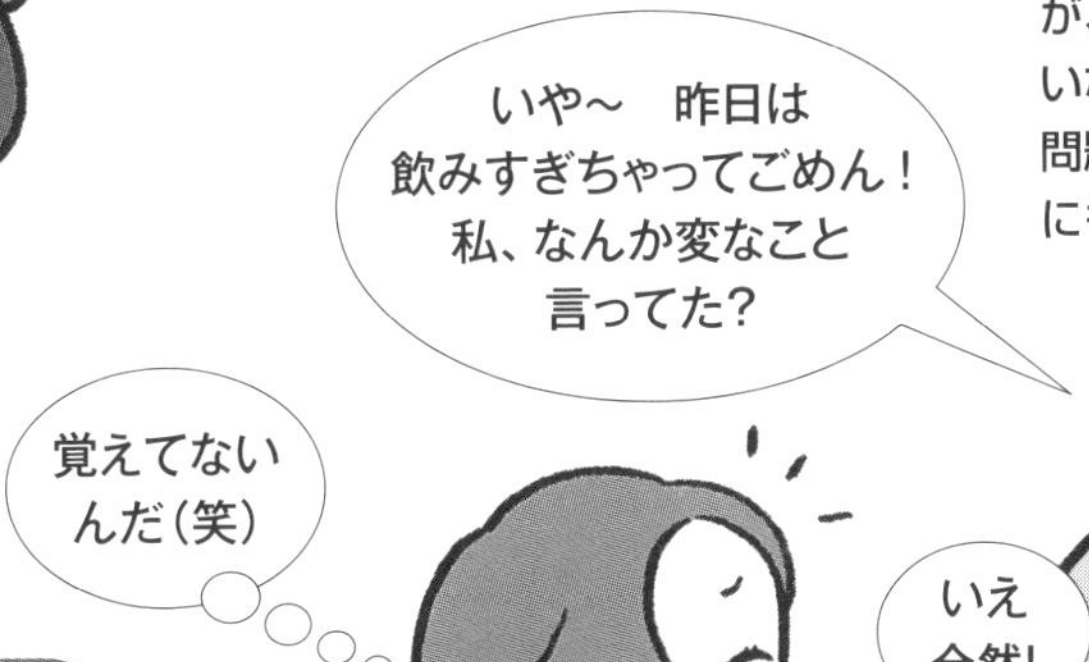
いや〜　昨日は
飲みすぎちゃってごめん!
私、なんか変なこと
言ってた?
覚えてない
んだ(笑)

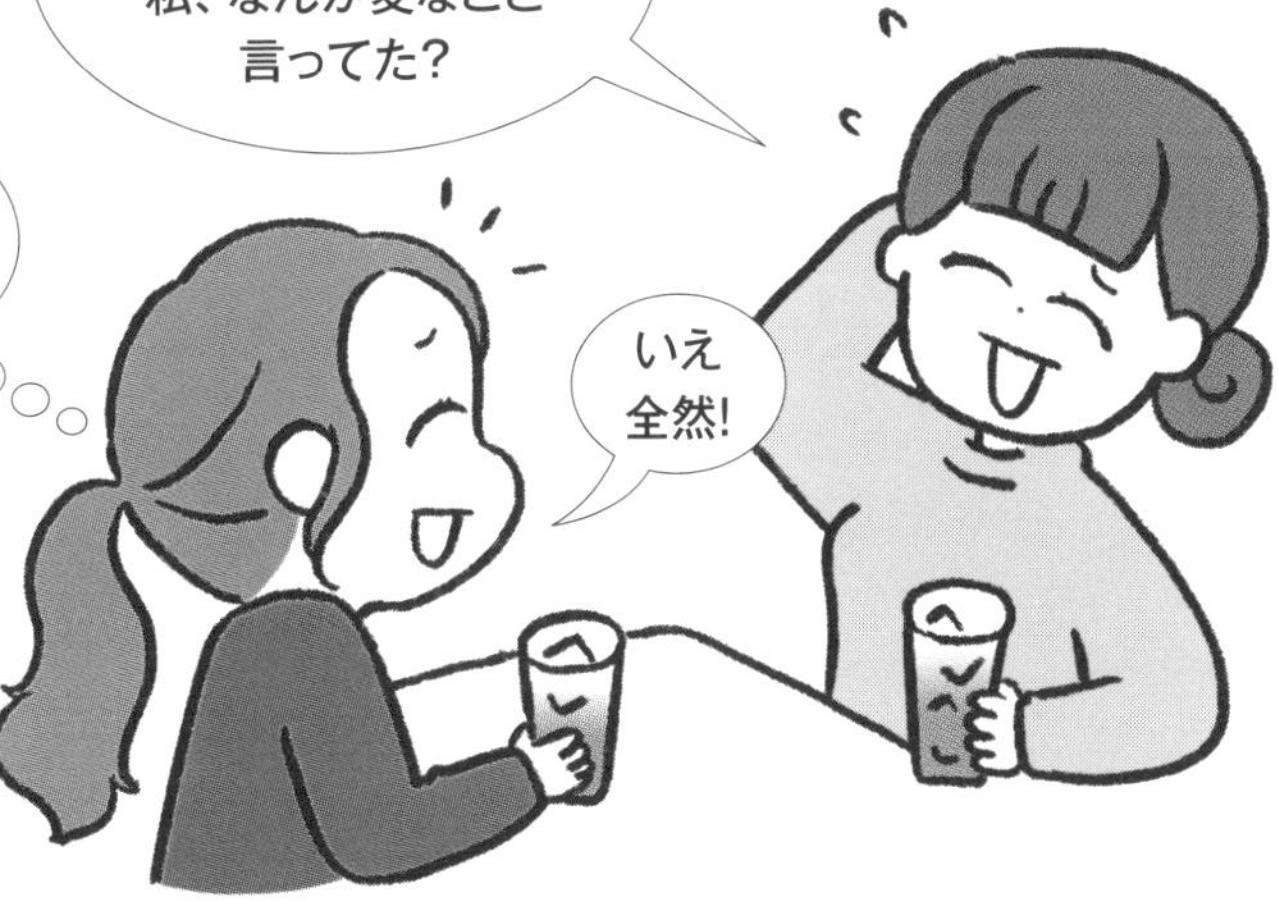
いえ
全然!

大人のAPDは、ライフハック（仕事術・生活術）を身につけることで乗り切りやすくなります。工夫を重ねていきましょう。

環境を整える

# 職場の合理的配慮でぐんと楽になる

合理的配慮とは、一人ひとりの特性などによって生じる困難を取り除くための個別的な調整・変更のこと。APDの症状が仕事の妨げになっている場合、職場での合理的配慮が必要です。

## 自分からの働きかけが必要

APDはわかりにくい障害です。どのようなことで困っているのか、どのような配慮を求めているのか、APDの人自身から周囲に伝えていかなければ、困った状態が続くおそれがあります。

### 伝えるとよいこと

- 自分はAPD（聴覚情報処理障害）といわれる状態であること
- 自分の具体的な症状についての説明
- どうすれば聞きとりやすくなるか
- 仕事上、調整・変更をお願いしたいこと

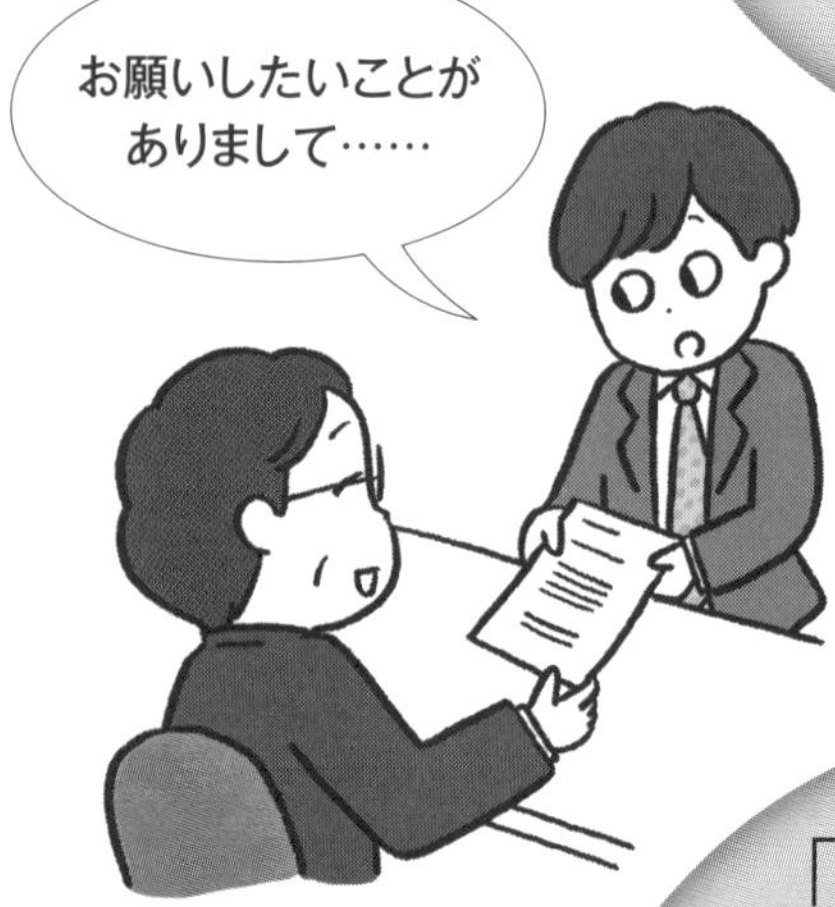

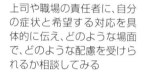


上司や職場の責任者に、自分の症状と希望する対応を具体的に伝え、どのような場面で、どのような配慮を受けられるか相談してみる

### 「診断書」は必要?

合理的配慮の提供は、法律に基づいて事業主に求められている努力義務とされます。医師の診断書や障害者手帳などがなくても、必要に応じて提供されるべきものです。

APDの専門家が少ない現状では、「APD（聴覚情報処理障害）である」という診断書や意見書を用意できないこともあるでしょう。その場合、P6～8に示した「説明書」などを用いて理解を求め、相談するとよいでしょう。

## 隠すより伝え方を考えよう

「聞きとりにくい」という症状を、周囲に気づかれたくない、伝えてもしかたがないと考えている人もいるかもしれません。しかし、「合

## 合理的配慮の具体例

APDの症状は、相手の話し方や環境が少し変わるだけで改善しやすくなります。職場で求められるのは、次のような配慮です。

### 補聴機器の利用許可

- ボイスレコーダーなどの使用はできるだけ許可する

### 資料・連絡のテキスト化

- 会議の議事録などはテキスト化して共有する。ただし、当事者を記録係として固定化させないようにする
- 約束ごとは、電話や口頭ではなく、メールやビジネスチャットなど、文字情報を残す

### 話すときの配慮

基本的には、APDのある子どもへの対応と共通します（→P70〜73）。

- 話しかけるときは、名前を呼んだり、肩を軽く叩いたりして注意を促す
- なるべく静かな場所で話すようにする
- 相手にまっすぐ顔を向け、ゆっくり、はっきり、大きな声で話す
- 身ぶり、手ぶりもまじえながら、表情豊かに話す
- 話はできるだけコンパクトに。キーワードはくり返す
- 複数で話し合うときは、同時に発言しないようにする
- 指示内容の確認を。理解できていないようならくり返すか、別の言葉を使うか、視覚化して説明する

### 座席位置の配慮

- 会議室、応接スペース、コピー機などから離れた、静かな位置に

### 職務内容の配慮

- なるべく静かな環境で仕事ができる部署に配置する
- 正確な聞きとりを求められる仕事（電話応対など）は免除する

理的配慮」は、基本的には本人の求めに応じて提供されるものです。隠そうとするより、うまく伝えていく方法を考えるほうが建設的です。

　APDについてきちんと知ってもらえば、「努力が足りない」などという、誤解に基づく批判を受けることも減るでしょう。

# 仕事に役立つ機器、会話術を活用していく

相手の声が大きく聞こえるようにする、聞きとれなかったときに再確認するなど、聞きとりの苦手さをカバーする方法を考えていきましょう。

### 聞きもれ対策に役立つ機器類

場合によっては、聞きとりにくさを補うための機器類の利用も有効です。

### ボイスレコーダー

打ち合わせや会議の様子を録音しておけば、その場で聞きとれなかったことを聞き返すことができます。音声ファイル化すれば、テキストへの変換もしやすくなります（→P89）。

ただし、話の相手や会議の参加者に黙って録音しようとすると、トラブルになるおそれもあります。必ず了承を得てから録音するようにします。

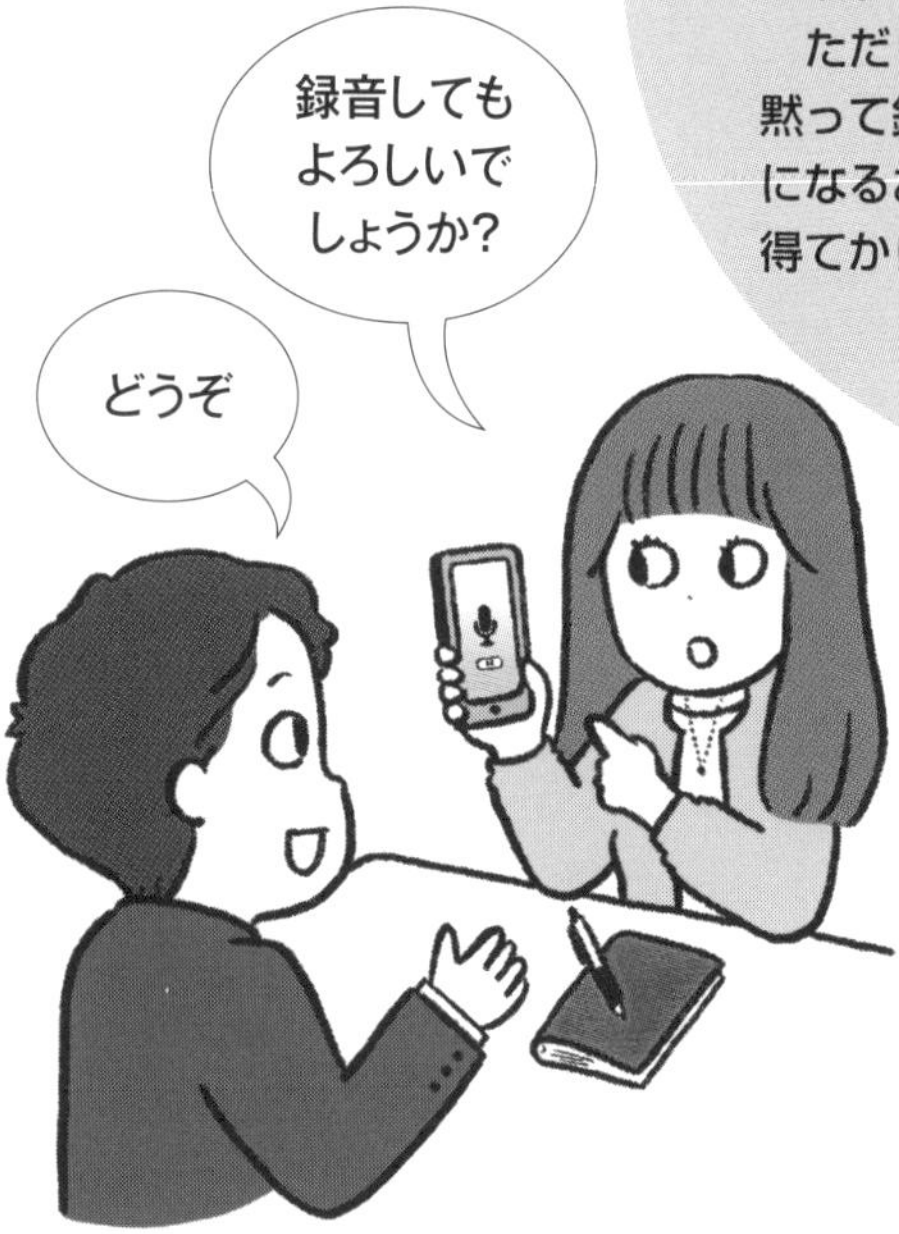


### 補聴援助システムは活用しにくい?

送受信機を用いる補聴援助システムは、離れた位置にいる話し手の声を大きく聞こえるようにするためのものです（→P75）。

子どもの学校生活には大いに役立ちますが、仕事で活用できる場面は限られるかもしれません。打ち合わせや商談などのときは話し手との距離は近いのが普通ですし、会議などでは発言者がどんどん変わるので、送信機で対応しにくいからです。

## 自分でできる対応策も考えておく

ＡＰＤがある人の聞きとりを改善するには、相手がはっきり、ゆっくり話してくれるのがいちばんなのですが、会話をする相手すべてに、そうした配慮を求めるわけにもいきません。自分でできる対応策を考えていく必要があります。

とはいえ、たちどころに聞きとりをよくするような手段があるわ

けではありません。その場で聞き返さないと、話が進まない場合もあるのが実情です。

## 聞き返し方のバリエーション

何度も聞き返して相手に渋い顔をされ、そのたびに落ち込むなどという人も多いでしょう。けれど、「わかったふり」では仕事にならなかったり、あとあと問題になったりするおそれもあります。

「え？」「なに？」だけでなく、聞き返し方のバリエーションを増やしていきましょう。

すみません、ちょっと耳が悪いので、ゆっくりお願いできますか？

もう一度、お願いします

◎○でしょうか？（聞こえたとおりに問い返す）

（電話で会社名、名前などが聞きとれなかったときなどは）漢字を教えていただけますか？

（メモとペンを渡して）書いていただけますか？

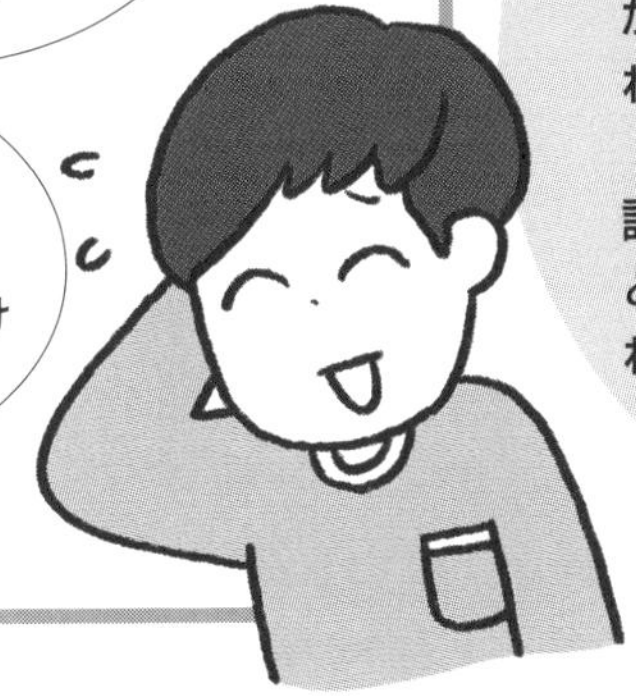

聴覚過敏もあれば

## ノイズキャンセリング機能付きイヤホン・ヘッドホン

聴覚過敏は、発達障害のある人にみられることのある特性の一つです。一般には気にならないような音に強い不快感を覚えるために、聞きとりが一層困難になっているようなら、ノイズキャンセリング機能付きのイヤホンなどを試してもよいでしょう。

至近距離での話し声は聞こえますが、周囲の雑音はデジタル処理により聞こえにくくなるので、話を聞きとりやすくなると感じる人もいます。ただし、聞こえる声自体も小さくなります。聴覚過敏のない人の聞きとり改善にはつながりにくいでしょう。

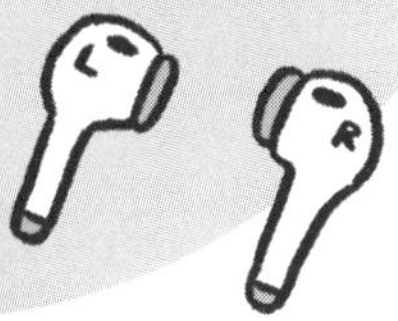

「聞こえ」に問題があれば

## 補聴器

APDは「難聴はない」ことが前提ですが、なかには補聴器の装用で聞きとりやすくなる人もいます。とくにわずかな聴力の低下がある人は改善がみられやすくなります（→P40）。

補聴器を装用していると、あれこれ説明せずとも「聞こえにくいのだろう」と相手が判断し、話し方を配慮してくれるという声もあります。

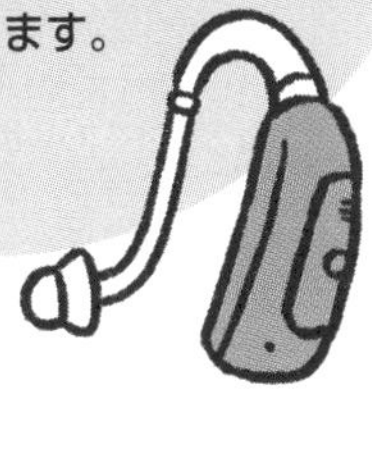

聞き取りの弱さを補う②

# メモをとるなど「文字化」が有効

聞きとりの苦手さを補うには、視覚化をはかることも重要です。職場全体の取り組みとして視覚情報を活用していくとともに、ＡＰＤのある人自身も、視覚化を心がけましょう。

## 「メモは苦手」とあきらめない

仕事で話を聞くときはメモの用意を。「話を聞きながらメモをとるのは苦手」という人も多いのですが、「聞くだけ」で説明や指示を理解し、覚えておき、実行に移すのはさらに困難です。

習慣にしていけば、メモをとりやすくなります。

## メモ用のノートとペンを常備

ノートは1冊に決めて、ペンとともに持ち歩きましょう。聞いた言葉すべてを書きとる必要はありません。話のポイントだけ、単語だけでよいので書きとめておくようにします。

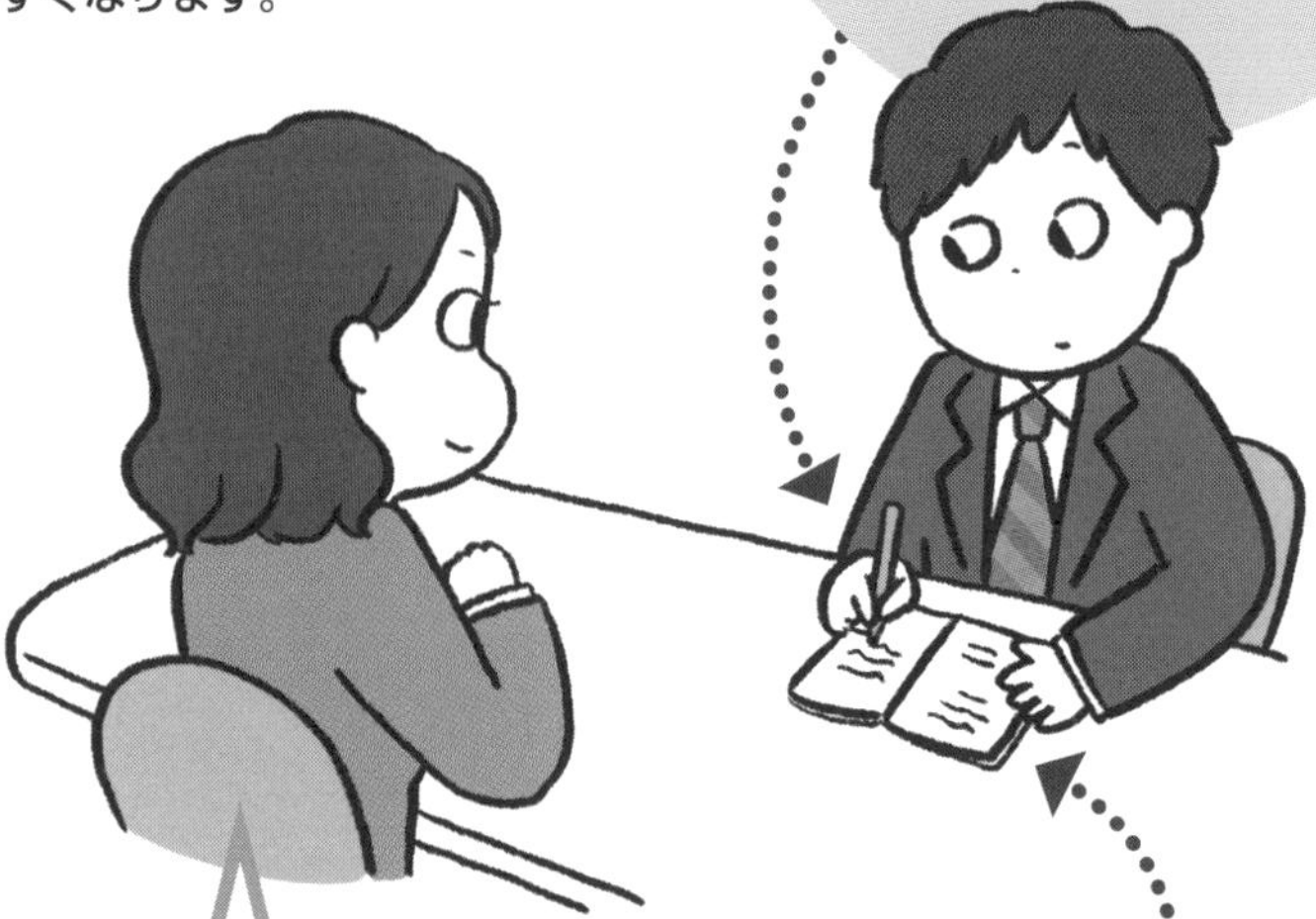

## 話し手の心がけ

伝える内容が決まっている場合には、要点をまとめた書類を渡したうえで、口頭で説明を加えるようにするとスムーズです。

書類の用意ができないときは、「ここはメモしておいてね」などと具体的に指示し、話の要点を書く時間をとれるように配慮してください。

## メモした内容を見ながら要点を確認

大切な点を聞きもらしていないか、誤解がないか、話の最後に確認しておけば安心です。あとで思い出す必要がある場合も、メモに残した言葉が糸口になります。

## テキスト化するツールを使う

仕事を進めるうえで必要な情報の共有、話し合いなどは、口頭のみで済ませず、テキスト化しておくとよいでしょう。

### 音声を文字変換するアプリなどを使う

パソコンがあれば、口頭、対面での会話を録音した音声ファイルを、テキスト化するのは比較的簡単です。

要点をまとめて、関係者に確認をとるようにすれば、APDの人だけでなく、参加者すべてに役立ちます。

### チャットツールを導入する

チームやグループでの情報共有や業務連絡などに、ビジネスチャット用のツールを活用すると、APDの人にはたいへん役立ちます。

対面でやりとりするのと同様の感覚で、コミュニケーションをとりやすく、やりとりの内容も残るので、APDのない人にとっても便利なツールです。

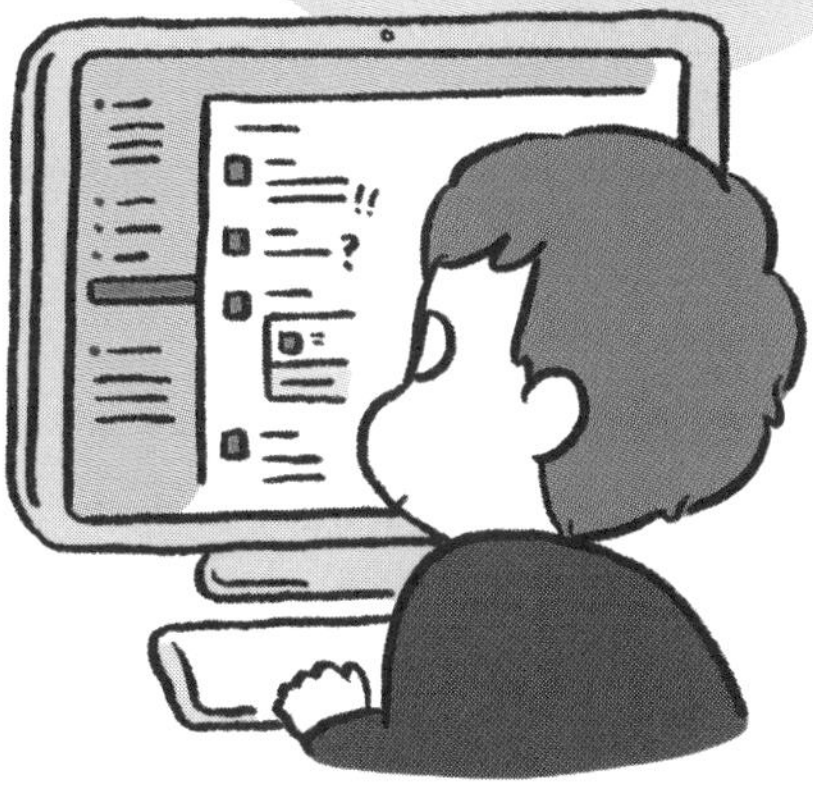

### リアルタイムでの活用は難しい!?

スマホのアプリなどを利用すれば、その場で音声を文字化することも可能です。

しかし、実際の音声と文字化されるタイミングにずれがあり、「聞く」のと「読む」のが一致せずにもどかしさを感じることも。また、「聞きとりにくい」と感じるような話し方だと誤変換が多くなりがちです。そもそも、正しく変換されるような、はっきり大きい話し声なら聞きとりやすいので、文字化の必要はないという意見もあります。

### 「大事なこと」は文字に残す

聞きとりにくさが強い場合、仕事を進めるうえで必要な情報共有などに支障をきたすことがあります。「文書として残す」のは職場全体の取り組みとしても大切ですが、ＡＰＤのある人自身、理解が不十分と感じたら、メールなどですぐ確認をとるようにするなど、口頭のやりとりのみで済ませないようにするとよいでしょう。

電話応対業務や接客業務など、相手の話に即座に対応していかなければならない仕事もありますが、こうした地道な取り組みで乗り切れる仕事も多くあります。

# 「聞きとりの練習」を日常的におこなう

子どもだけでなく大人になってからでも、トレーニングを重ねるうちに「聞きとり方」が上達していく可能性はあります。少しずつ、気長に取り組んでいくようにしましょう。

### 「聞きとり」に慣れることが必要

聞きとりに必要な力を伸ばすための取り組みは、子どもの場合とも共通します。

### 各種教材を利用する

「耳のトレーニング教材」として、音源付き書籍などが販売されています。それぞれ利用できるものもありますが、APDで必要なのは、「音」の聞き分けではなく、言葉の聞きとりの練習です。

日本語を母国語としない人が日本語を学ぶ教材として、聞きとり問題（聴解）を集めた問題集などもあるので、利用してみるとよいでしょう。

### 子ども向けの「聞きとり問題集」を利用する(→P83)

### 「日本語能力試験」の聴解問題に取り組んでみる

聴解対策用の音源付き教材が複数販売されています。「日本語能力試験」のウェブサイトで例題にも挑戦できるので、試してみるとよいでしょう。

（日本語能力試験の問題例
https://www.jlpt.jp/samples/forlearners.html）

## 短時間でも集中して「聞きとる」練習を続ける

欧米で実用化されているAPDのための訓練法は、似ている言葉を聞き分ける、雑音下での聞きとり練習を重ねるといった直接的なトレーニングが中心です。「一日一五分、週に四回」などと指示され、自宅で練習に取り組むことが多いようです。

日本では、まだAPDに特化した訓練法が確立しているわけではありません。しかし、「聞きとり」の練習は、大人になってからでも有効と考えられます。耳からの情報に注意を傾ける習慣をつけたり、推測力や理解力を高めたりする効果が期待できるからです。教材、ラジオなどを利用し、短時間でも耳からの情報に集中して聞きとる練習を重ねていきましょう。

## ラジオ・ポッドキャストを聞く

「耳からの情報に慣れる」という意味では、ラジオなどでニュース番組などを聞く習慣をつけるのもよいでしょう。BGMとして流しているだけでは聞きとりの練習にはなりません。一定の時間、集中して聞くことが大切です。

興味のあるテーマの話を選びやすい、ポッドキャスト（音声配信）を利用するのもよい方法です。

## 仕事に関係する記事・資料を読む

仕事での会話は、仕事に関連する知識がどれだけあるかで聞きとりやすさが大きく変わります。また、仕事とは直接関連しない内容であっても、読書は語彙力を増やし、聞きとる力を高めるのに有効です。

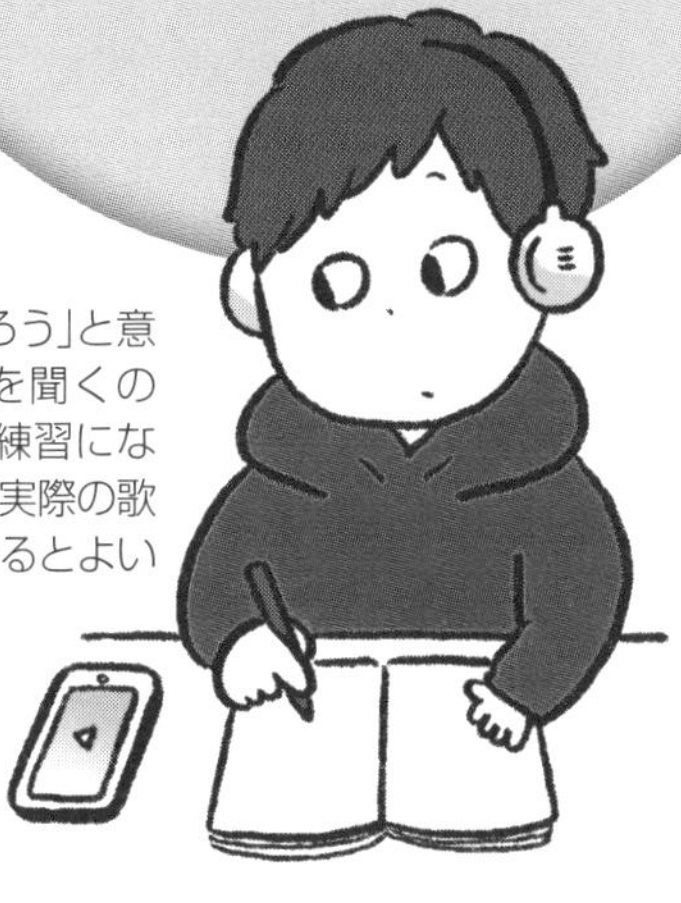

「歌詞を聞きとろう」と意識しながら歌を聞くのも、聞きとりの練習になる。書き出して、実際の歌詞とくらべてみるとよい

### 研究が進む、APD専用の訓練用アプリ

APD研究が一歩先を行く欧米では、APDのある人を対象に、病院やクリニックで専門家による訓練が実施されていたり、家庭で取り組める訓練用のソフトウェアが開発されていたりします。

その多くは英語版のみで、日本語に対応したAPD向けの訓練用ソフト・アプリは実用化されていないのが実情です（二〇二一年二月現在）。

しかし、日本でも開発は進んでいます。たとえば、APDのある人のほとんどにみられる「雑音があるところでの聞きとり困難」に対応するため、雑音下での聞きとり訓練を重ねられる訓練用アプリなども考案されています。実用化が待たれるところです。

**ストレスを軽くする**

# 心理面のケアで聞きとりの悪化を防ぐ

聞きとりの状態は、心理的な問題の影響を受けやすい面があります（→P52）。ストレス対策も、聞きとり改善に大切な取り組みです。

## 息抜きをはかることも大切

聞きとる力の改善、もしくは悪化の予防には、心の状態の安定をはかることも大切です。心にゆがみを生じさせるストレスは、ため込まないようにします。

日々の生活リズムを保ち、体調を整えていくのはストレス対策の基本です（→P58）。同時に、ストレスを生み出すもとになっているストレス源は、できるだけ減らしていきましょう。聞きとりにくさ自体に強いストレスを感じているのであれば、各種の聞きとり改善策がストレス軽減につながります。

ストレス源そのものを減らしにくいようなら、自分なりの楽しみを見つけ、息抜きをはかりましょう。

### 聞きとりにくさの悪循環

聞きとりにくさがストレスのもとになる一方で、ストレスがあるために聞きとりにくさが増すこともあります。

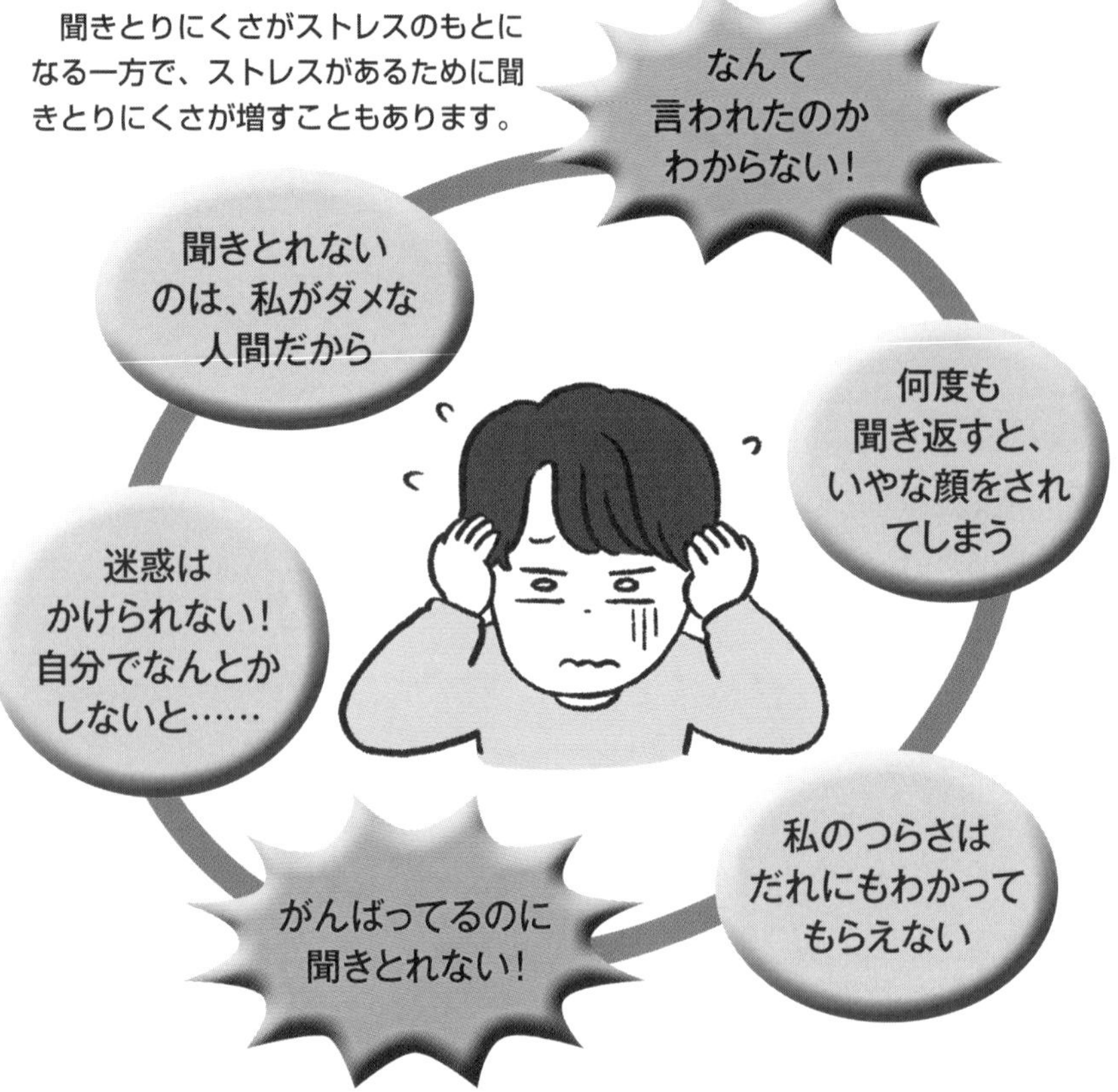

なんて言われたのかわからない！
何度も聞き返すと、いやな顔をされてしまう
私のつらさはだれにもわかってもらえない
がんばってるのに聞きとれない！
迷惑はかけられない！自分でなんとかしないと……
聞きとれないのは、私がダメな人間だから

## 共感は力になる

心の重荷は、一人でかかえこんでいると身動きがとりにくくなります。「話せる場がない」「話せる人がいない」と決めつけず、一歩、踏み出してみましょう。

### 身近な理解者と話す

聞きとり困難を含めた日常生活の様子をよく聞き、理解し、寄り添ってくれる人がいると心の状態は安定しやすくなります。

「こんなこと話しても……」と思うかもしれませんが、話してみれば、真摯に聞いてくれる人もいるものです。悩みごとの核心は話しにくいなら、無駄話でもかまいません。人と話すのは、ガス抜きをはかるうえでもよい方法です。

### 専門家のカウンセリングを受ける

APDがある人は、聞きとりの背後にある問題、たとえば発達の特性などが影響して、悩みをかかえやすくなっていることもあります。

身近な人に話しにくい、自分ではどうしたらよいかわからない問題をかかえているなら、専門家の力を借りたほうがよいでしょう。カウンセリングを受けることなども検討してください。

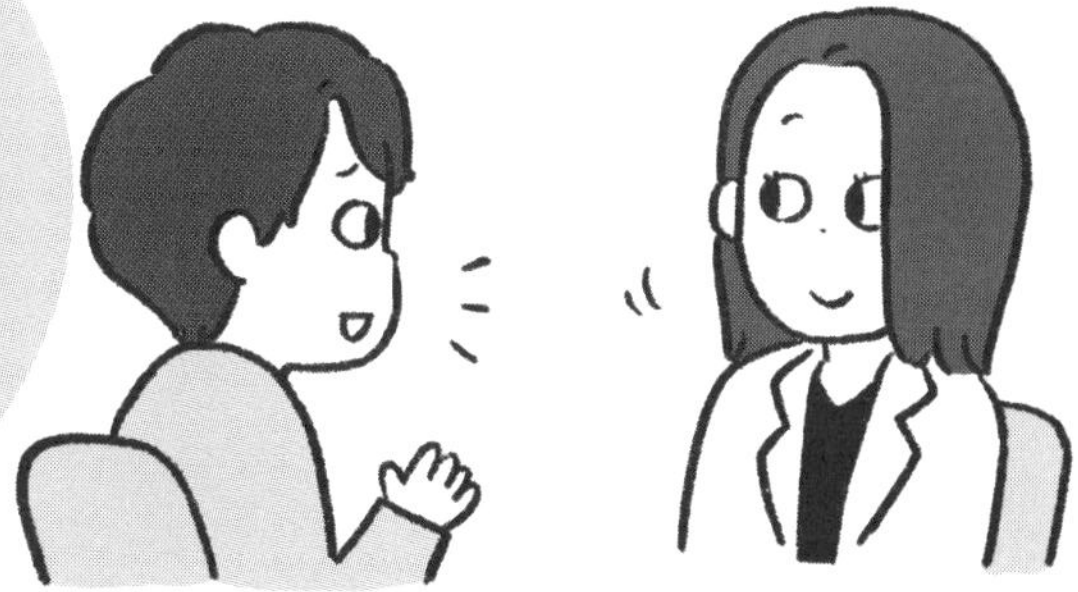

**APD（聴覚情報処理障害）当事者会（APS）**

APD症状で困難や苦労、悩みをかかえる当事者が集まりつながる会として、APSがあります。「APS」は「APD Peer Support」の略称です。

交流会や勉強会などを開催しているほか、気軽に参加できるオープンチャットの場などもあります。

https://apd-peer.jimdofree.com/

### APDの当事者会の活動に参加してみる

APDのある人どうしで話すのは、心の重荷を下ろすとてもよい方法です。APDならではの悩みを理解し合えるうえ、それぞれの違いを知るうちに、自分の状態がよく見えてきたりもします。

同じような悩みをかかえている人のライフハック（仕事術・生活術）を学ぶ機会にもなります。

COLUMN

# 自分の特性に合った「仕事選び」も重要な対処法

## 日常会話なら多少の聞き間違いは問題ない

ＡＰＤの症状を強く訴える人にみられる傾向として、「相手の話を完璧に聞きとらなければならない」という思いの強さがあります。しかし、だれでも相手が話す言葉を一〇〇％聞きとれているわけではありません。それでもたいして気に留めず、聞きとれないところは推測力で補いながら話を進めていることが多いのです。

たとえ聞き間違いがあっても、日常的な会話なら大きな問題にはなりにくいものです。「一〇〇％聞きとれなくても、まあいいか」という割り切りが、心の負担を軽くすることもあります。

## 仕事の選択は重要な課題

一方で、相手の話に即座に、正確に対応していかなければならない仕事——たとえば電話応対業務や接客業などは、「聞き間違いがあってもＯＫ」とはいきません。ＡＰＤの人にとって、仕事の選択はとても重要です。子どもの頃から聞きとりにくさを自覚しているなら、高いレベルの「聞きとる力」を要求されるような仕事は、初めから避けるという選択肢もあるでしょう。

「ＡＰＤだからできない」と一律に考える必要はありませんが、特性に合わない環境でうつうつとしているくらいなら、配置転換や転職を考えてみるのもよいでしょう。自分自身の可能性を広げる扉になるかもしれません。

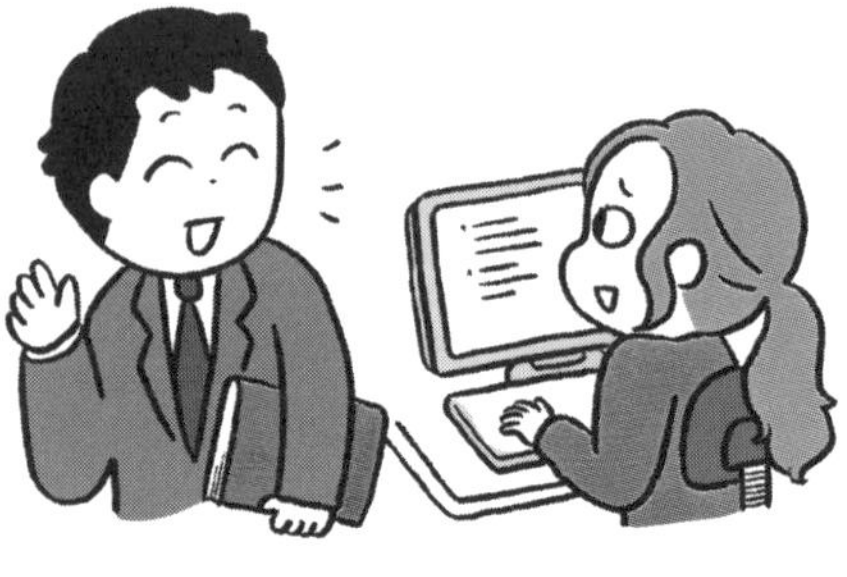

業務内容の見直しで、いきいきと働けるようになることも

**健康ライブラリー　イラスト版**

# APD（聴《ちょう》覚《かく》情《じょう》報《ほう》処《しょ》理《り》障《しょう》害《がい》）がわかる本《ほん》

## 聞《き》きとる力《ちから》の高《たか》め方《かた》

2021年3月30日　第1刷発行

| | |
|---|---|
| 監　修 | 小渕千絵（おぶち・ちえ） |
| 発行者 | 鈴木章一 |
| 発行所 | 株式会社講談社<br>東京都文京区音羽二丁目12-21<br>郵便番号　112-8001<br>電話番号　編集　03-5395-3560<br>　　　　　販売　03-5395-4415<br>　　　　　業務　03-5395-3615 |
| 印刷所 | 凸版印刷株式会社 |
| 製本所 | 株式会社若林製本工場 |

N.D.C. 493　98p　21cm



ISBN978-4-06-522775-6

■監修者プロフィール

**小渕千絵**（おぶち・ちえ）

国際医療福祉大学成田保健医療学部言語聴覚学科教授。1974年東京生まれ。立教大学文学部心理学科卒業。東京学芸大学大学院教育学研究科、筑波大学大学院心身障害学研究科修了、博士（心身障害学）取得。川口市立医療センターリハビリテーション科、埼玉医科大学病院小児科などで言語聴覚士として勤務ののち、2000年より国際医療福祉大学。同大学保健医療学部言語聴覚学科准教授を経て、2020年より現職。あわせて国際医療福祉大学クリニック言語聴覚センターなどで聞こえにくさの相談・指導などを担当（2020年3月まで）。APD（聴覚情報処理障害）研究の第一人者として活躍中。著書に『APD「音は聞こえているのに聞きとれない」人たち――聴覚情報処理障害（APD）とうまくつきあう方法』（さくら舎）、共編著書に『きこえているのにわからない　APD［聴覚情報処理障害］の理解と支援』（学苑社）がある。

■参考文献

小渕千絵著『APD「音は聞こえているのに聞きとれない」人たち――聴覚情報処理障害（APD）とうまくつきあう方法』（さくら舎）

小渕千絵・原島恒夫編著『きこえているのにわからない　APD［聴覚情報処理障害］の理解と支援』（学苑社）

加我君孝監修／小渕千絵・原島恒夫・田中慶太編著『聴覚情報処理検査（APT）マニュアル』（学苑社）

●編集協力　オフィス201　柳井亜紀
●カバーデザイン　望月志保（next door design）
●カバーイラスト　長谷川貴子
●本文デザイン　新谷雅宣
●本文イラスト　松本麻希　千田和幸